皮膚科医の病気をめぐる冒険

Dermatologist gains insight for disease

医療を超えたクロストークで辿り着いた新しい自分

大塚篤司
（近畿大学医学部皮膚科学教室主任教授）

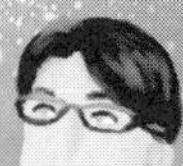

松本俊彦（精神科医）
竹内規彦（経営学）
磯野真穂（人類学）
幡野広志（写真家）
大竹文雄（経済学）
横尾英孝（医療系社会学）
尾久守侑（精神科医）

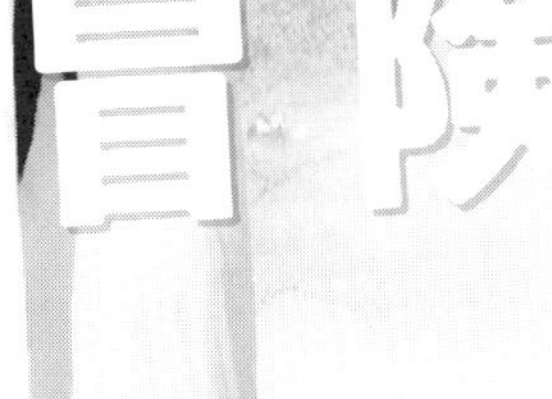

窮地に陥ったときにはじめて、
自分の弱点に気がつくことになる。
なにもせず逃げることはできない。
冒険をすすめるためには、弱さと向き合い、
克服するしかない。

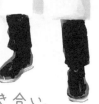

株式会社 新興医学出版社

A Dermatologist's Adventures in Tackling Unsolvable Problems

Atsushi Otsuka, M.D., Ph.D.

SHINKOH IGAKU SHUPPAN CO. LTD., TOKYO.

Printed & bound in Japan

[目　次]

01

松本俊彦（まつもと　としひこ）

一九六七年神奈川県生まれ。精神科医、医学博士。

国立精神・神経医療研究センター精神保健研究所薬物依存研究部部長。専門は依存症と自殺予防。

日本犯罪学会学術奨励賞、日本アルコール・アディクション医学会柳田知司賞などの受賞歴がある。

主著に『自分を傷つけずにはいられない』『もしも「死にたい」と言われたら』『薬物依存症』『誰がために医師はいる』など。

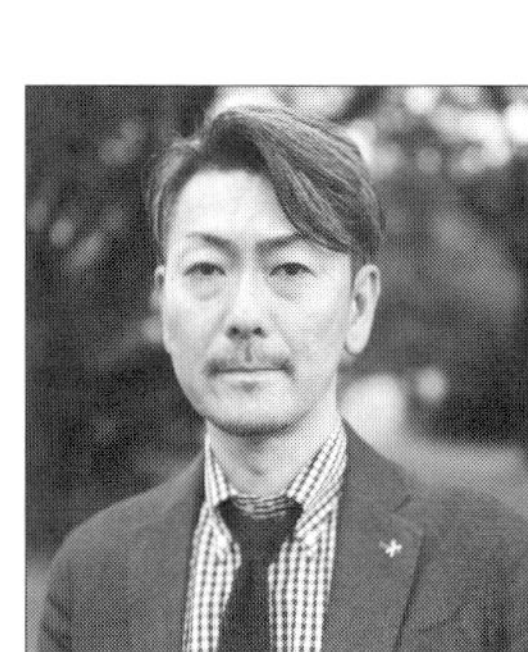

02

尾久守侑（おぎゅう　かみゆ）

一九八九年東京都生まれ。精神科医、詩人。

二〇一六年より慶應義塾大学医学部精神・神経科学教室に入局。

下総精神医療センターなどに勤務。

詩集に『国境とＪＫ』『ＡＳＡＰさみしくないよ』『悪意Ｑ47』、医書に『偽者論』『器質か心因か』など。

「群像」二〇二二年七月号に『天気予報士エミリ』発表。

第九回エルスール財団新人賞〈現代詩部門〉受賞。

03

磯野真穂（いその　まほ）

医療人類学者・博士（文学）／修士（応用人類学）。
二〇二〇年より在野の研究者。
大学や専門分野を超えた、一般に向けた講義、
行政、企業、NPOとのコラボなど幅広い領域で
人類学の可能性を模索している。
主著に『なぜふつうに食べられないのか』
『医療者が語る答えなき世界』『ダイエット幻想』
宮野真生子との共著『急に具合が悪くなる』など。

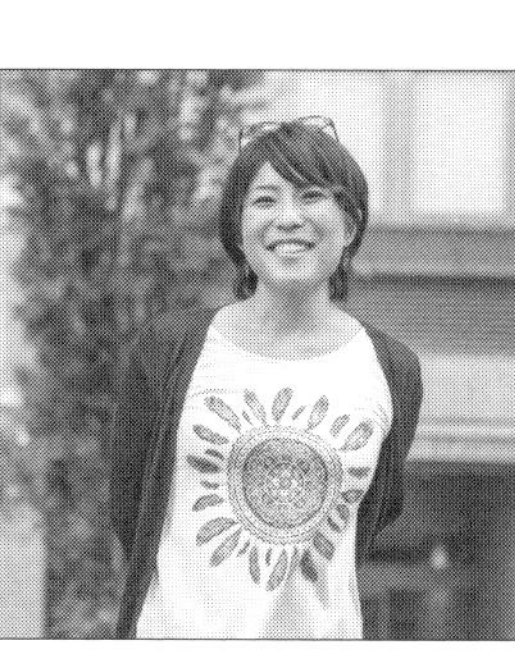

04

横尾英孝（よこお　ひでたか）

一九七九年千葉県生まれ。医師、医学博士。
鹿児島大学大学院医歯学総合研究科医歯学教育開発センター
センター長、社会・行動医学講座医学教育学分野教授。
医学教育専門家、糖尿病専門医・指導医、ＩＣＬＳ・ＪＭＥ
ＣＣインストラクター、プログラム責任者。
専門は糖尿病診療、医療者教育、コーチングによる医療人育成。
日本コーチ協会認定メディカルコーチ、
（一財）生涯学習開発財団認定マスターコーチ資格所持。

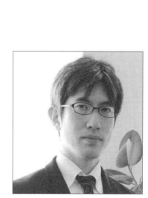

05

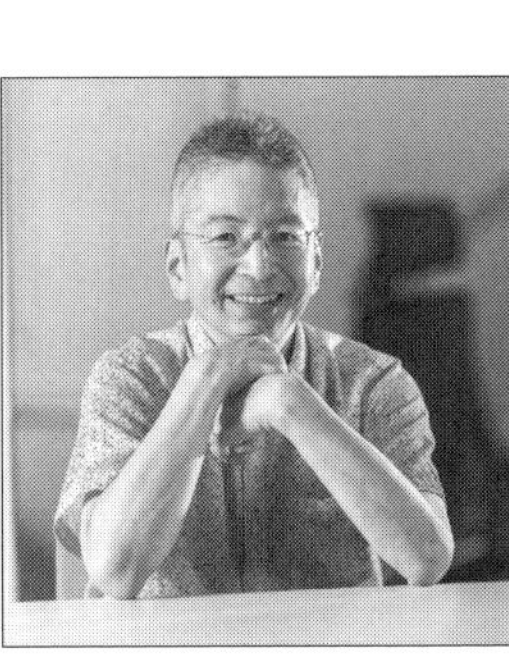

大竹文雄（おおたけ　ふみお）

一九六一年京都府生まれ。大阪大学博士（経済学）。

大阪大学感染症総合教育研究拠点特任教授。

専門は行動経済学・労働経済学。

格差問題の実態と原因を実証した著書『日本の不平等』で日本学士院賞、サントリー学芸賞、日経・経済図書文化賞など受賞。

主著に『医療現場の行動経済学』『実践 医療現場の行動経済学』『行動経済学の処方箋』『競争と公平感』『競争社会の歩き方』『あなたを変える行動経済学』など。

06

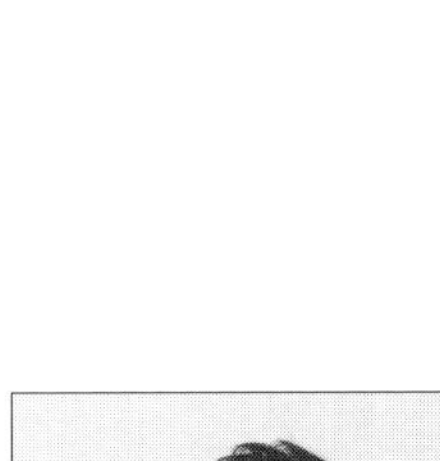

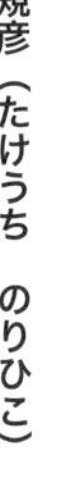

竹内規彦（たけうち　のりひこ）

早稲田大学大学院経営管理研究科教授。

専門は経営学（組織行動論・人材マネジメント論）。

米国 Association of Japanese Business Studies 会長、経営行動科学学会会長、*Asia Pacific Journal of Management* 副編集長、京都大学経営管理大学院客員教授などを歴任。

Journal of Vocational Behavior、*Human Relations* など権威ある国際学術誌に論文多数。

主著に『国際人的資源管理』（共著）など。

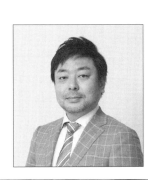

07

幡野広志（はたの　ひろし）

一九八三年、東京生まれ。写真家。

二〇〇四年、日本写真芸術専門学校をあっさり中退。

二〇一〇年から広告写真家に師事。二〇一一年、独立し結婚する。

二〇一六年に長男が誕生。二〇一七年に多発性骨髄腫を発病。

主著に『ぼくたちが選べなかったことを、選びなおすために。』

『なんで僕に聞くんだろう。』『だいたい人間関係で悩まされる』

『ラブレター』

『息子が生まれた日から、雨の日が好きになった。』など。

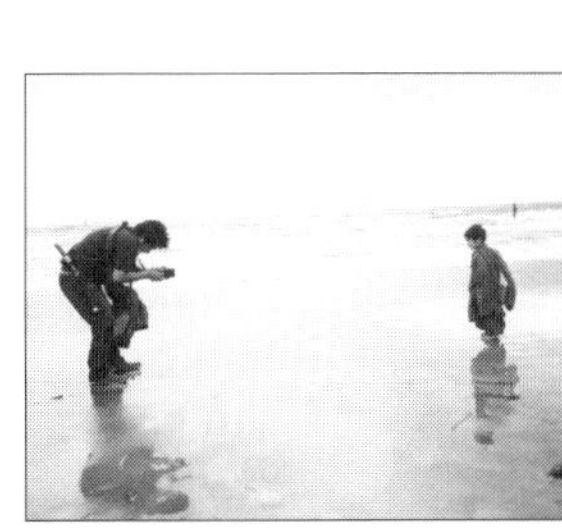

一章　先生、髪の毛をまた抜いてしまいました
―「無理にやめなくていい」という選択肢―

松本俊彦×大塚篤司

【症例】抜毛症（トリコチロマニア）の一六歳、女性。高校受験を契機に髪の毛を頻繁に触るようになった。半年以上、髪の毛を括って脱毛部分を覆っていたが隠しきれなくなり、母親に連れられて受診した。頭頂部に握り拳大の脱毛部位あり。患者本人に髪の毛を抜いている自覚はあるが、止めることができない。母親からは「髪の毛を抜くのをやめなさい」と厳しく注意を受けているという。学校では脱毛でいじめられることはないが、患者本人が気にしているため欠席しがちである。皮膚科から発毛剤が処方されているが、改善傾向はない。そろそろウイッグを検討しようという話にもなっているが、本

人も母親も納得はしていない。診察時に本人から「先生、髪の毛をまた抜いてしまいました」と相談があった。

◆抜毛症は強迫スペクトラムである

大塚　今回の架空症例ですが、われわれ皮膚科医がよく経験する症例になります。患者さんは高校生で、髪の毛をいじる癖からどんどん抜くほうにいってしまい、抜毛症（トリコチロマニア）になってしまった方です。初めは隠せる範囲で抜いていたのですが、だんだんそれがひどくなり、隠すには厳しいかなというぐらい抜いてしまっています。お母さんは気にして、「抜くのはやめなさい」と注意して病院に連れてきています。発毛剤を出し、ウィッグを使いましょうかという話をしているのですが、患者さんもご家族もまだ納得されていない、もう少し何とかしたいという思いがあります。クラスメートも割と理解があっていじめはないのですが、本人が気になってしまって何かあると学校を休んでしまう。少し不登校になりかけているような背景の患者さんです。

こういった方にどうアプローチしていこうかというのが今回のテーマです。先生は「依存」

がご専門かと思いますが、まず、病態として「トリコチロマニア」をどのように捉えられているかというところから教えてもらってもいいでしょうか。

松本　僕は**強迫スペクトラムの中にある一つの行動障害**だと思っています。実は児童精神科の医師はちょこちょこ遭遇していると思うのですが、摂食障害やリストカットを繰り返す患者さんや薬物依存症の女性の患者さんたちから、昔のエピソードとしてこういったものが聴取されています。それから大人になってから薬をやめられない、あるいは薬を我慢しているときに、突然子どものときのくせが出てきたりすることがあります。

大塚　今の先生のコメントからすでに深くて、いろいろと聞きたいことがあります。まず、強迫のスペクトラムというところが、非精神科専門医の皮膚科医では理解しづらいのですが、そこから教えてもらえますか。

松本　二五年くらい前に流行った概念ですが、**OCSD（強迫スペクトラム障害）といって一方の極に「やめられない、止まらない」という手洗い強迫のような強迫があります。もう一方の極には、暴力やオーバードーズ、リストカットなどの衝動的な行動があります。**その中間に買い物依存などがあって、強迫と衝動は似ているようだけれど似ていない、コインの裏表のようなところがあります。

さらにすべてのケースではないけれども、ある種のケースではSSRI（選択的セロトニン再取り込み阻害薬）が効果的で、精神薬理学的な病態の一部として、どうもセロトニン系の調節不全のようなものがあるのではないかとされています。但し、十分なエビデンスがあるとはいえません。あくまでも仮説として、そのようなことを提唱した精神薬理学者がいたということです。

◆抜毛症の人は自分がなぜ髪を抜くかを言語化できない

大塚　依存してしまって、ずっとやり続けてしまうものと衝動的に出てしまうものという対比の中にあるのが強迫スペクトラムということでしょうか？

松本　対比の中であって、一人の患者さんが時期によって強迫と衝動のスペクトラムを行ったり来たりしていたり、複数のものが同時に出てきたり、経時的に、交代制に出てきたりもします。

大塚　抜毛症の場合は、患者さん自身の衝動になるのでしょうか。

松本　実は強迫だと思います。「やめられない、止まらない」という意味ではリストカットと似ていると思いますが、リストカットの場合には、例えば嫌なことがあった、つらい思いがあったという行為に先立つ感情的な苦痛を多少とも本人は自覚しています。けれども**抜毛症の方たちは何がつらくてやっているのかという、きっかけとなる心因や状況因やストレス**

のようなものが全く自覚できず、ただやめられない、止まらないなんです。こうなってくると、かなり自我違和的というか、自分ではどうにも制御できない、ほとんど自分の体をのっとられて気付いたら手が動いてこうなってしまっているんだという感覚と僕らは考えています。

大塚　序盤から複雑で、僕は消化するのに一生懸命です。このような方たちの親御さんは特にストレスを気にされるケースが多いです。この子にすごいストレスがかかっているのではないかと診察室で相談されるケースもあるのですが、ストレスやきっかけについて探ったり、深めても、あまり意味がないのでしょうか。

松本　いや、そうではありません。実は結構なケースで、特に**家庭内に込み入った問題や子どもからすると絶えず緊張せずにはいられないような家庭環境**があります。でも、それにもかかわらず、**多くはいい子たちで、親の期待を裏切らないように生きようとしている子たちが多い**ので、自分の不満は何重にもブロックして自分自身で否認しているんですよね。だから本人に聞いても本人は何も語らない。「わからないです、お母さんは優しいし」という話になってしまい途方に暮れてしまう。

大塚　本人が自覚はしているかもしれないけれど、言語化できないということでしょうか。

松本　（言語化は）できません。これは非常に病理的な防衛機制の否認と言われるものです。歳がばれてしまいそうな比喩ですが、『アルプスの少女ハイジ』に出てくるクララという女の子はお父さんの出張が多く、寂しさの中で足が動かなくなる。でもクララはお父さんがいなくて寂しいからこうなったなど絶対に考えてもいないし、たぶん、そんなことを言えば「そんなことない」と怒ると思うんですよね。ああいう感じの防衛機制です。

◆「抜くのをやめなさい」をやめる

大塚　このケースは、どのような家庭環境かわからないですが、お子さんが何かストレスを抱えていると何となくこちらが想像する。でも、本人は語らない、お母さんも語らないときに、まずどうアプローチしていけばいいのでしょう。

松本　まずは親御さんに**「やめなさいと言うのをやめていただく」**ようにすることが大事かと思います。お母さんがこんなにも心配して困ってくれているのにやめられない自分はだめな自分だと、ますます自己嫌悪に陥り、それがかえって行動をひどくさせることがあります。だからそれはやめてもらい、**「本人もやりたくないんですよ」と弁護してあげる**ことが必要だと思います。

ここから先は本人の同意、本人やご家族がどう考えるかによると思います。皮膚科の先生の意見を聞きたいのですが、あまり頭皮を引っ張っていると皮膚が傷んで炎症を起こしたりするのでしょうか。実際に僕の患者さんでは、もう抜けないように自分からスキンヘッドにしてしまう子がいました。あとは保湿を一生懸命、頑張る。外に出るときにはウィッグをつけるという格好で、抜毛しづらい状況にして皮膚を守るという戦略をとるんです。僕らも物は試しということで、SSRIをはじめとした抗うつ薬にチャレンジすることがあります。抜毛に関しては僕が読んだことのある論文だと、全部ではないけれども、五〇%ぐらいで多少とも効果のあるケースがあります。ですから試してみる価値があるかなと思っています。

それに加えて、これは皮膚科ではなかなか難しいのかもしれませんが、時々、皮膚科でもバイオサイコソーシャル（生物・心理・社会的側面から包括的に患者さんを捉えるモデル）に関心のある先生は、カウンセラーに本人の心理面接をしてもらいながら、その間で空いた時間にお母さんの愚痴を聞いたり、世間話をしているふりをして家庭の中の様子を探りつつ、**親のガス抜きの場**をつくっています。親が問題ですよ、家庭が問題ですよと言った瞬間に親は警戒して防御をかためて、われわれから去っていってしまうので、逆に全くそんなことを考えてもいないようなふりをしながらお母さんの愚痴や夫婦間の問題を聞いたりするかなと思います。

大塚　先生から頂いた質問にまずお答えしたいと思います。髪の毛をふつうに引っ張って抜くだけならそれほど炎症は起きないと思いますが、かきむしったりするようになると炎症が起きます。ただ毛を作る細胞は割と皮膚の深いところにあるので表面に炎症が起きるだけなら、抜くのをやめたらまた生えてくるかと思います。あまりにも瘢痕（傷あと）になると生えてこないですが、少し触っていじってしまうぐらいなら大丈夫かなと思います。

ちなみに私も大学受験で医学部に入るのに二浪しているのですが、一年目の浪人のときにあまりにもストレスがかかって、それ以来、毛を抜く癖があります。抜毛癖がいまだに直らないんですよね。これを解決する方法が本当に見つからなくて、無意識に髪の毛を抜いていて、前髪の一部がいつも薄めなんです。どうしたら解決できるかなというのもあって、今回の症例を持ってきました。

話を戻しますが、先生が「やめなさいと言うのをやめていただく」というところは、僕も感じています。皮膚科だとアトピーの患者さんを診るケースが多くて、お子さんのアトピーはかきむしって血が出てつらいんですよね。診察室に来ると、お母さんがかくのをやめなさいと叱るケースがあって、これは逆効果だなといつも思ってみています。かきたくてかいているわけではないので、そういうことは言わずに手を持って遊んだり、他の方法に変えましょうねという話はしているのですが、やはり**本人が自覚しているところをあえて注意するのは逆効果**だと考えてもいいのでしょうか。

松本　そうですね。やめられればやめているのに、それを正論で言われてしまうとますます自分を責める気持ちが強くなり、どちらかというと悪化する傾向があります。ただ一方で、実は周りの家族がやめなさいと言う背景は、周りが見ていてつらいから本当は自分たちが楽になりたくて言っているんです。だから見た目の陰惨さをどう軽減できるかも考えます。

大塚　先生は患者さんだけではなくて、ご家族がどう思っているかまでも含めて診察室全体のみんなの気持ちを考えてということですよね。

松本　そうですね。僕ら精神科の医者はすごく性格が悪いというか意地悪なので、もちろん本人だけの面接の場面もつくるのですが、家族も入れた場面をつくって、それぞれの家族の間の距離がどれくらい空いているか、目をそらして話す人がいるかなど、そんなところばかり見ています。

◆無理に直す必要はない

大塚　先生に全部わかられてしまうのは怖いですね。先ほど話したように僕は毛を抜く癖が二〇歳ぐらいからあり、今年四七歳になるのですが、もう三〇年近く直っていない。ましになった時期もあるのですが、無意識でやっています。気が付けばやめるのですが、イライラしたり、ストレスがかかると、ずっと触ります。触らないようにペン回しをして抑えておくなど、いろいろなことをして抜毛癖を何とかゼロにしようと思っているのですが、ほぼ不可能というか、できていません。このように癖になってしまっているものは、実際、直せますか。

松本　こんなことを言うとあれですが、**直さなくてもいいのではないかと思っているんです**。というのは、いろいろなやめられない、止まらない癖はみんな持っている。見た目にすごく影響が出てしまったり、その人の本来やるべき責任を果たせなくなってしまえば治療の対象になると思うのですが、先生は時々、強迫的な常同行為というか、**抜毛をすることにより、これまでの人生のいろいろなピンチや困難な局面を切り抜けてこられたのだ**と思います。

大塚　ありがとうございます。

松本　むしろそれに感謝すべきであって、例えば先生がＳＳＲＩを飲んでもし直ってしまったら、焦りや向上心がなくなって変にまったりした人になってしまい、これからのアカデミックな活動にマイナスがあるかもしれません。

大塚　こんなふうに僕の抜毛癖を評価してくれた方はいなかったので、今、僕は目がうるうるしています。そういう捉え方はありますよね。こういうものは、今までの自分の困難を乗り越えるために身に付けた対処法でなんですよね。だから別に無理に治さなくてもいいんですよね。

松本　いいと思います。受験生のときも学生時代も、ましてや医者になって大学の教授にもなれば、いろいろな理不尽で嫌なことがたくさんある。そのときに本当はぶち切れたりしたいときもあっただろうと思うのですが、それだけで済ませてきたんですよね。

大塚　無料カウンセリングになっていますけれども、ありがとうございます！

後半に移ります。この患者さんのもう一つの問題点は、自分の状況を受け入れられていないことです。だから抜けてしまっている状態を何とか治してウィッグにはいきたくないと。たぶんウィッグにしてしまったほうが楽なんだろうと僕ら医者はみていて思うのですが、なかなかそこにいけないという状況になっています。このようなケースは、どうサポートしていけばいいのでしょうか。

松本　ウィッグに対してお母さんも本人も納得していないということですか。

大塚　この場合は、本人が納得していないということが強いケースです。

◆頭皮の露出自体が患者の主張ではないか

松本　もちろん、僕らは本人の納得を優先するので、決して無理やりウィッグにしなければだめだよと言うことは絶対にありません。それは優先しなければいけないのですが、僕ら精神科の医者はすごくいやらしいので、例えば**大きく頭皮が露出している頭をわざと見せて**

いるのかなと思います。要するに、否認しているのだけれども、でもどこかでお母さんに自分の抱える苦しみを伝えたい気持ちがあって、親もそれを見るとすごく嫌な暗たんたる気持ちになるでしょう。それこそが実は本人の狙いではないかと思ってしまうこともあります。診察室に母子が一緒に来てタッグを組んで、母子一体で先生何とかしてくださいと言っているように見えながら、実は両者の関係というか、少なくとも娘の側からは違った親の見方をしている可能性もゼロではないですよね。

大塚　そうなると娘さんは、髪が抜けた状態でウィッグをつけずにいることが主張になっている？

松本　そうですね。また、症状を続けることにも意味があります。

大塚　僕はそういう見方をしたことがなくて。

松本　でも、これは公式にはなかなか言えない。

大塚　本に書いて大丈夫ですか。

松本　もちろん精神分析的な見方をすると、という言い方になります。

◆抜毛症の背景にある家族問題へのアプローチ

大塚　わかりました。ちなみにそういうことを感じ取った場合は、そこから先の診察では、原因を探っていくわけですよね。親子間に何か問題があるのではないかということを見極めて、母子関係までアプローチしていくのでしょうか。

松本　いや、そこまではしません。もちろん問題があるからといって家族の中のことに僕らが関わるのは限界がある。どうにもできない場合もありますよね。変な話、実はお父さんに他に女性がいて、みんなにばれているけれども何もないようなふりをしながら偽りの家族をしているときに、お父さんを呼び出して女性と別れてくださいと医者が言うのは、余計なお世話になる。だから、少しガス抜きができるようにするには、どうしたらいいんだろうかとか、実は家の中ではみんなが文句や愚痴を言いにくい雰囲気だったりしないかなと思い、風通しをよくしたり、**困難は解決しないけれど、少しみんなが耐えやすくするにはどうしたらいいだろうかという弱腰な安定を狙っています。**

大塚　家族関係の悪いことが見えるケースが皮膚科の中でもあるのですが、そこまで医者が踏み込んでいいのかという問題も当然出てきて、なかなか介入できないですよね。その場合、次の手が僕はなかったんです。どうしていいかが正直、わからない。そのときに一つ、ガス抜きという選択肢は新しい発見でした。技術面になるかもしれませんが、具体的にガス抜きというのはどのようなことをされるのでしょうか。

松本　本人が心理カウンセラーに面接をしてもらっている間の空き時間に、お母さんに、ちょこちょこと愚痴を聞いたり、大変ですねとねぎらっていると、少し防衛を緩めていろいろな愚痴を言ってくれたりします。お母さんも実はカウンセリングニーズがあるかもしれないなと思ったときに、僕がよく連携している「精神保健福祉センター」という場所があるんです。それは心の問題に特化した保健所のようなもので、都道府県、政令指定都市に一ヵ所は設置されています。そこには医師、心理士、保健師がいるのですが、そのような所の思春期相談にご家族をつなげて、そこで親が継続的に無料で相談できるような形にしていったりします。あるいは思春期のメンタル問題の家族教室があったりします。実はお母さんがどこにも相談できずに、娘に問題があると夫から自分の教育が悪いからだと責められていたり、嫁姑の問題で板挟みになったりしていて、それをお母さんの味方になって「お母さん大変ですね」と言ってくれる人がいると、家族の中のぎくしゃくや娘との緊迫した関係が少し緩んでくるということがあります。

思春期のケースは、だいたい一〇歳代の子は、つまらない、うざいとか言ってすぐに通院をやめてしまうんですよ。別に薬を飲んでもそれほど効かないし、結局、親だけが通うパターンになってしまうんです。でも、それで親だけ愚痴る場所をつくっていると、本人とはろくに会っていないのに本人の状況が良くなることがよくあります。

大塚　すごいです。

松本　いえ、すごくないんです。

◆精神保健福祉センターへのつなぎ方

大塚　先生がご紹介してくれた精神保健福祉センターは、精神科からではなくてもアプローチできる所ですか。

松本　もちろんできます。全然、問題ありません。しかも病院だと本人が来ないと家族の相談だけで診療は成り立たない。でも、そこなら家族だけでもいいんです。

大塚　これは都道府県ごとですか。市町村ごとですか。

松本　都道府県と政令指定都市にあります。例えば東京には三つのセンターがあるし、大阪だと大阪府と大阪市と堺市にあります。

大塚　堺市にもあるんですね。具体的な話になりますが、精神保健福祉センターに紹介しようと思った場合の、実際の外来でのつなぎ方はどのような流れですか。

松本　僕はいつもセンターのパンフレットを置いているので、ここに電話をかけてみたらどうですかとか、あるいは検索エンジンに精神保健福祉センターとお住まいの地域を入れたら出てきますよと。思春期相談をしているので、担当の医者から言われたと電話をかけて相談してみたらどうですかなどと伝えると、対面で会うアポを取ってくれたりします。

大塚　メインはお母さんだと思うのですが、家庭内の問題を抱えていて、それが子どもの病気の原因になっているというケースが対象ですよね。

松本　そうですね。かつお母さんのカウンセリングニーズがある場合です。

大塚　お母さんの愚痴を聞いてもらうという提案の仕方ですか。

松本　それは僕らの内面であって、お母さんには短い診察時間なので僕らも家での対応について細かく教えられないし、答えられないので、娘さんに対する関わり方のポイントみたいなものを教えてもらえるかもしれないので行ってみたらどうですかと、**あくまで娘が問題のような感じで言います**。

大塚　とても参考になる具体的なアドバイスです。では娘さんとの関わり方の相談ができる専門家がたくさんいるという紹介の仕方ですね。

話が飛んでしまうのですが、今回のケースとは違い、例えば他の皮膚疾患、アトピーの場合が多いのですが、子離れできていないお母さんで、二〇歳代、三〇歳代になってもお母さんが診察室についてきて薬の管理も病状も全部お母さん任せで、ひどい場合はお子さんが引きこもりになってしまっているケースも見受けられます。名目上はアトピーでいらしているのですが、そこには家族間の問題が見え隠れてしていて、アトピーだけ治せば解決するものではないと思いながら診察しているのですが、そのようなケースでも精神保健福祉センターを紹介するのは一つ手段にはなりますか。

松本 手段にはなると思うのですが、そういうケースだとあまりつながらないかもしれません。お母さん自身も古き良き昭和の専業主婦のような方たちが、自分の果たせなかったもう一つの人生のようなものを娘に託したりして、娘もある時期までは優秀だけれど途中で挫折して引きこもってしまい、でも母子一体のままという。変な話、ふつうは家庭内に父親、母親がいて親のところに境界線があって子どもがいるんだけれども、お父さんと母娘という変な境界線になってしまっています。根深くて、それが何十年も続いてしまっていると、なかなか手を入れる場所がありません。

それでも本人が来てくれれば必ず本人と一対一の場面をつくって、時々、家の中で騒動があって母子がけんかすると後で本人だけの面接のときに「すごいね、お母さんに自分の本当の気持ちを言ったのは偉いじゃん」と言って自立を促すことはあるのですが、本人が登場しないとなると、なかなか難しいですよね。でも**お母さんのサポーターをたくさん増やすことにより、母子一体の絆が少し緩んで本人に余裕が出てくることはゼロではない**ように思います。

大塚 なるほど。ありがとうございます。

◆患者が自分の気持ちに気付くのをサポートする

編集A　そもそも頭の毛がないところを見せることがアピールなんだということが、私はぐっときました。

松本　ちなみにアピールだと言うけれども、本人はそういうつもりはないので、わざとやっているんでしょうと親が怒ったりすると大変なことになります。

編集A　例えばカウンセラーと話をする中で、徐々に自覚が出てきたときに本人は気付くとつらくなるのでしょうか。

松本　それはあると思います。今は気付きたくない、家庭内のいろいろなことは認めたくない気持ちがあるから「何でなのかわかんない。暇だからかな」とよくわからないことを言ったりするんです。そういうときに、もう一つ僕が使うのは、自傷でもいいし髪の毛を抜くでもいいけれど、そういうことのモニタリングというか、夏休みの日記帳のように一日の何時に誰と何をしたということを書く簡単な枠を作って、そこに何をしたかを書きながら今日は何回抜いたかを書いてもらう。ひどく抜いたときには3＋とすると、どんな時間帯に、どの部屋に誰といるときに、どんなことがあった日に多く抜くことが多いのか、逆に意外にも抜くことがなかった日はどんな日なんだろうかと**一緒にモニタリングしていくうちに、この人**

は何がつらいのかなと少し見えてくるんですよね。

大塚　それは本人が気付くのではなくて、医療者の側が気付く？

松本　だいたい、われわれが気付いてきます。いちいち気付いたことを本人にあからさまにフィードバックするのは意地悪だけれども、「不思議だね。家族が出かけている日はしないね」とすっとぼけて言うこともあります。逆に友達と楽しく過ごしている日には抜かなかった、でも親友と好きな音楽のことでもめて意見が食い違ってしまって、最終的には自分の意見を引っ込めた日の夜に抜いていたりしていると、何が葛藤なのかなというのも見えてきます。

それをしていると、そのうち頼んでもいないのにもっといろいろなコメントの文章を書くようになります。それどころか自分の気持ちまでも書くようになってきて、ただの自傷のログが日記のようになってきて、その頃になると自分の気持ちやつらいことを言うようになり、問題行動の頻度が減っています。

大塚　では、**あくまでも自分で気付いていくことが大事**で、こちらが見えていることでも何とか自分が気付くような道筋をつくってあげることが重要ですね。

松本　そう思っています。

大塚　確かにそうですよね。大人になっていくときに年上から言われていた教訓めいたことは、いくら言われても逆にあたっていると頭にくるし、腹が立つし、聞きたくないし、でも自分が実際その場になって経験して乗り越えてみるとあのことを言っていたのかとなるので、そういうことは特に思春期のお子さんの場合は自分で気付けるように導いてあげないといけないんですね。

松本　そうですね。**気付かないとき、あるいは気付けないときは、今は気付くのはしんどいときのような気**もします。

◆自分の感情を言語化するということ

大塚　あとは気付いて言語化することは大事になってきますか。

松本　言語化はとても大事ですが、**特にむかつく、うれしい、悲しいという感情の言語化はすごく意味があります**。

大塚　どうして感情なんですか。

松本　基本的にはやめられない、止まらないという行動の背後には、ふたを閉められた感情がある気がします。それと同時に怒りを爆発させないために行動で抑えているところもあるから、**感情が出てくるようになると行動が要らなくなります**。非常に図式的な言い方になってしまうんですけれどね。

大塚　とても面白かったです。

松本　でも先生もこういうことに問題意識を持たれて、とても皮膚科医にとどまらない心身医学をばっちりいっているという感じがします。

大塚　もっと勉強したいと思いました。精神科の教科書をきちんと読めばいいのでしょうけれど、このような分野はどのようなところからアプローチしていくと非専門医は勉強しやすいですか。ふつうに教科書を読んでいても一部ですよね。

松本　教科書は読んでもあまり面白くないですが、ちらほらと開業医の先生は、よく心理療法の研究会に来られています。だからワークショップに行ったり、そのような人たちのコミュニティの中で情報交換していくのはいいのかなと。あとは事例検討会に出るのは、すごくいいような気がします。

大塚　わかりました。ありがとうございます。とても勉強になりました。

◆感情を制御するための武器

編集B　せっかくなので一つだけ聞いてもいいですか。

依存症やリストカットなどをするようになった人たちの昔のエピソードとして、最初に髪を抜いてしまうという症状がよくあるというお話が私は衝撃だったのですが、それはずっと感情を抑え続けていくと、どんどん髪を抜くことにとどまらず、強いものになっていってしまうということでしょうか。それは全く関係ないのでしょうか。

松本　要するに、感情が出しにくい環境や関係性が周りにあると、自分の感情を制御するための武器が必要になります。その時々にマッチする、髪の毛を抜く、刃物で傷つけるなど、いろいろ変遷していくんですよね。髪の毛を抜いていた子が思春期になったらリストカットをしたり、髪の毛を抜いていたわけではないけれども、学校の先生に怒られたり、算数の問題ができなかったりすると自分を罰するためにコンパスの針でチクチク刺している子たちが、思春期になるとリストカットへ、切るのを卒業するとお酒や市販薬を乱用するになったり、いずれも全部感情を制御するための武器が必要という感じです。だから**感情を出しにくい環境が解決せず、ずっとある**ということです。

中には友達や恋人との出会いによって、この人の前ではありのままの感情を出しても関係は壊れないと知ると、変わって手放していく人もいます。でも、やはり競争の激しい社会にいると、今度は関係性ではなくて困難なものに立ち向かうためにそれが必要になります。それがどんどんひどくなって最後は大変なことになる人もいるけれども、ならない人もいます。

大塚　先生、ものすごく面白かったです。本当にありがとうございます。もっと勉強したいと思いました。

88002-900 JCOPY

◆やめられない悪習慣・依存にどう向き合うか？

大塚篤司

◆「かいちゃダメと言っちゃダメ」運動について

「心理的リアクタンス」という現象がある。外部から自由を脅かされたときに、それに反発し、かえって行動を増強してしまう心理的な反応のことを指す。一九六六年にアメリカの心理学者ジャック・ブレムが提唱したもので、彼のリアクタンス理論（Reactance Theory）の中心的概念である。心理的リアクタンスは「カリギュラ効果」とも呼ばれる。これは公開中止になった映画『カリギュラ』が名前の元になっている。内容があまりにも過激であった映画『カリギュラ』は、一部の地域で公開中止になったせいで、ますます人々から注目され人気が出たことで知られている。心理的リアクタンスは、日本では、鶴の恩返しが代表であろう。「奥の部屋を覗いてはいけません」と言われた心優しいおじいさんが、最後、襖を開け、機織りをする鶴を見つけてしまう話だ。どれも、「やっちゃだめ」と言われたことで気になってしまい、「やってしまった」に変わる現象だ。対談でも紹介したが、アトピー性皮膚炎の患者さんの多くは、親や周りの人間から「かいちゃだめ」と言われ続けていることが多い。**患者本人は、かいちゃだめ、なことは重々承知のうえ、わかっていてもやめられないことがほとんどだ。**夜中にかきむしってしまい、朝、目覚めたときに、シーツに血がついているのを見て、自己嫌悪に陥ってしまう。そんな経験を何百回と繰り返しているアトピー患者さんは多い。そういったこともあって、ぼくは「かいちゃダメと言っちゃダメ」運動というものを行っている。**かいちゃダメと言わないようにしよう、と患者の周りの人間だけでなく、皮膚科医にも呼びかけている。**ぼくたち皮膚科医は、診察室でついつい「かいちゃダメですよ」と患者に声をかけてしまっているからだ。

◆僕の愛すべき癖

さて、自分で毛を抜いてしまう抜毛症患者は、ときどき皮膚科を受診する。抜毛症と診断がつけば、精神科を紹介する皮膚科医も多いだろう。しかし、そこで皮膚科医の手を完全に離れるわけではなく、精神科の医師と一緒に患者を診ていくことも多い。ぼく自身が、大学受験の頃から続く抜毛癖もあり、どうしたらこの癖を直せるだろうかと、三〇年以上悩み続けていた。手が頭にいかなければ髪の毛を抜くことはない、そう考えると、とにかく手を忙

88002-900 JCOPY

しくさせることだ。ペン回しに熱中したり、手を組んだり、さまざまなことに挑戦してみたが、結果としてこの抜毛癖が直ることはなかった。しかし、程度は軽くなった。そのおかげで、いつも髪の毛を抜いてしまう部分が、完全に脱毛してしまうことは、今はない。ただ、やはり、よく見るといつも触ってしまう前髪の部分だけ髪の毛は薄い。鏡をじっと覗き込み、一ヵ所だけ薄くなった頭を見るたびに、嫌な気持ちになる。前髪をあげてセットすれば、その薄い部分が目立つため、できるだけ髪はおろしておきたい。これ以上、髪の毛が薄くならないか心配になりすぎたこともかつてはあった。なんとしても直したい、と意気込んでいたときもあった。

自分でも気になることであれば、他人からの指摘があるとますます気になるものだ。家族から「また髪の毛を抜いている」と声をかけられれば、「ああ、また手が頭にいってしまった」と後悔の念が押し寄せる。相手の視線が髪の毛にいけば、「抜毛の部分が目立つのかな」と不安にかられる。ときどき、抜毛癖をからかわれることも、学生時代はあったものだから、自分で良く思っている癖ではない。ぼくの場合は、とても軽いものだけれども、抜毛癖にまつわる感情はいつもどんより重いものであった。

対談の中で松本先生から「直さなくてもいいと思います」と言われたとき、はっとした。「**抜毛癖は、大塚先生がこれまで苦労を乗り越えてきた証**」と表現してもらったとき、ぼくは本当に涙を目に浮かべていた。あともう少し、松本先生が優しい言葉をかけてくれていたら、恥ずかしくも対談中に涙を流すこととなっただろう。髪の毛を抜く癖がついてから、はじめて、自分のこの癖をポジティブなものとして見ることができた。ぼくの苦労とともに歩んできた、愛すべき癖に変わった瞬間だった。

前髪を触って抜く癖は、これからも直ることはないだろう。ぼくはこれからも、新しいことには挑戦したいし、乗り越えなければいけない壁は必ず訪れる。届くかどうかわからない「あの場所」に、必死に手を伸ばしもがいているとき、またきっと抜毛癖は悪化する。でも、ぼくはもう抜毛癖で苦しむことはないと思う。そりゃ、薄くなった髪の毛を鏡でみれば嫌に気持ちになるのは変わらない。ただ、そのときに「オレ、いま頑張っているんだな」と思うことができる。歯を食いしばって頑張る、という言葉があるように、ぼくの場合は、前髪をひっこ抜いて頑張っているのだ。散々苦しんできた癖だったからこそ、誇れる勲章になれたのかもしれない。

◆病気を治すことは癒やすこと

身を持って気がついたことだが、医者の仕事は、患者の体を健康だった頃に戻すことだけではない。完璧には戻せないことが多いし、そもそもすべてが健康な人なんて年齢を重ねるごとにゼロへと近づく。不自由な生活、変わってしまった体、それに伴う精神的な苦痛。**目に見えるものだけを治そうとすれば、うまくいかなかったときに苦しみが残る。**そうであれば、せめて心の苦痛だけでも取り除くことができれば、患者はもう病人ではないのかもしれない。**病気を治すということは、癒やすということとほぼイコールなのだ。**

対談を終えて、家に帰る電車の中、つり革を握りしめながら外の夜景に目をやる。窓ガラスに映る自分の顔は、普段よりずっと清々しい表情をしていた。対談を通してあらためて感じたこと。目に見えるものだけをすべてと思ってはいけない。目に見えるものだけを治そうとしてもいけない。本当に大事なことは、その奥のほうにある。

第一章　冒険のまとめ

① 心理的リアクタンスとは、外部から自由を脅かされたときに、反発し行動を増強する心理的な反応である。人は他人から「やめなさい」と言われると、ますますそれを「やりたくなってしまう」ものだ。

② 「普通なら隠したいと感じるもの」を隠さないのには、きっと理由がある。本人も気が付かない「隠された感情」に目を向けよう。

③ 病気を治すことは、癒やすこととほぼイコールである。目に見えるものだけを治そうとしてもいけない。本当に大事なことは、その奥のほうにある。

二章　先生、皮膚の下に虫が這っています
―患者の解釈を受け入れることから治療は始まる―

尾久守侑×大塚篤司

【症例】慢性湿疹の五一歳、女性。皮膚に虫がいるとの訴えで受診した。夫と二人暮らし、専業主婦。数年前より四肢がかゆくなった。その少し前からマンションのベランダに野良猫が入ってくるようになり、猫を見かけたあとは体がかゆくなるとのこと。全身を診察すると四肢に湿疹がある。採血、CTにて異常所見なし。「先生、皮膚の下に虫が這っています」と言って、小さなかさぶたを毎回診察時に持参する。医師は顕微鏡で毎回確認し、虫ではなくかさぶたであることを説明するが納得していない様子である。皮膚以外にも全身の不調を訴え、内科や外科など受診しては異常がないと説明を受ける。湿疹

は外用剤で改善しているが、「虫がいる」との訴えはなくならないため、精神科の受診を提案したが「私は精神病ではありません」と受診は拒否された。

◆もし精神科を受診したら

大塚　「皮膚の下に虫が這っています」と訴える患者さんが精神科を受診された場合、尾久先生はまずどのようにアプローチされるか聞きたいです。

尾久　精神科の場合、来ることができた時点で、あるハードルは越えているので、「納得いかないかもしれないけれど、薬飲んでみる？　飲んでみて、だめだったら考えよう」みたいな感じで始めることが多いかもしれないですね。あるいは、ご家族が連れてくるパターンだと、「ご家族も心配しているし」みたいな感じで、納得して飲んでもらう。あとは他の精神症状がもっと盛んで、明らかに統合失調症のような病気を発症されていて、外来レベルだと治療が難しいときは、そのまま医療保護入院にして治療に踏み切る。精神科だとそういう感じです。

大塚　実際に投薬すると、こういう症状は改善してくるものですか。

尾久　改善することもあれば、しないこともあります。統合失調症の場合は結構よくなるのですが、疑っているうちにだんだん妄想になって、その妄想が長く固まってしまうような、言わば心理的に妄想が発展していくような人は、よくならないことが多かったりします。

大塚　「心理的妄想」というところが興味深いので、もう少し詳しく聞いてもいいですか。

尾久　例えばストレスがかかったときに、人はうつになったりするじゃないですか。人間のパーソナリティというのでしょうか、元のキャラクターからして、考えが被害妄想みたいな方向に向きやすい人が一定程度いて、それは健常なレベルでもいると思います。何か言われるとすぐに「あいつのせいだ」とか「先生がよくない」と言うタイプの人がいると思うのですが、そういう状況が長く続いて、もっと追い込まれていくと、本当に妄想になってしまう人が一定数いますね。

大塚　それには病名はつかないんですね。

尾久　妄想性障害といわれている人のうち、多くはそういう人なのではないかと思っています。

大塚　それはもともとの性格というと元も子もないですが、思考の癖みたいなものがあってなるのか、大きいイベントがあってなるのでしょうか。

尾久　おそらくは、もともとのパーソナリティと、そういうふうに考えたくなるイベントの組み合わせだと思います。

大塚　この架空症例では、患者さんのパーソナリティに加えて、「野良猫」というキーワードがあります。野良猫に虫がいて、それが皮膚に感染していると思い込んでいる。野良猫が通るとかゆくなるとか。

尾久　**猫を見るとかゆくなるのは、「妄想知覚」という症状**だと思います。野良猫が通ったのは事実じゃないですか。そこは正常に知覚できるのですが、その解釈がゆがんでしまう。通るとかゆくなるという異常な意味付けをしてしまう。これは統合失調症に特徴的な妄想です。なので、この人は統合失調症だろうと思うので、なんとかして投薬を頑張ろうという感じになると思います。

◆患者に周波数を合わせる

大塚　われわれ皮膚科は、こういう患者さんを一定数診ているのですが、なかなか精神科に行ってくださらないのです。いつも**どういう言葉で伝えたら精神科に行ってくださるのか**模索しているのですが、先生から見て、こういう言葉がいいとか、これはだめとか、何かありますか。

尾久　私は週一回内科外来をやっていて、他の症状ではありますが、内科にもこういう人

88002-900 JCOPY

がたくさん来ます。僕の場合は内科的なメカニズムに結び付けて説明して、その場で処方することが多いですね。

大塚　精神科のお薬を内科的な理由をつけて処方するという理解でよろしいですか。

尾久　そうですね。この人だったら、虫が這っている感じがある。それはそうなんだろうと。「そういう人はよくいて、皆さん困っていらっしゃるのですが、いくら探しても虫は出てこないんです」みたいな話をすると思うんです。「今までの病院でもそうだったでしょう?」みたいなことを言うと、「そうです、そうです」みたいな感じで、そこで信頼が生まれ始めるわけです。「自律神経が乱れているところから、そういう感覚が出てくることがよくあるんですよ」みたいな言い方をする。あるいは、「皮膚の知覚が過敏になる」といった言い方をして、「これは神経の薬を使うしかない」という感じで説明して、始めてみようとなることが多いですね。

大塚　先生の『偽者論』でもあった**周波数を合わせる**というところが近いですね。

尾久　確かに。

大塚　まず自分側がその患者さんの訴えに合わせていって、そこから手段を見つけるということですよね。

尾久　そうですね。

◆正直に伝えるとうまくいかない

大塚　逆に、こんな言い方をしたら絶対精神科に行ってくれないとか、絶対だめというのはありますか。

尾久　正直に伝えると、治療がうまくいかないと思います。

大塚　正直に？

尾久　「統合失調症です」とか「精神病だと思うから精神科に行ったほうがいいです」と言うと、絶対うまくいかないと思うんです。医療には正直さというか、嘘をつかないことが求められていて、社会的にもそういう要請が多いと思います。例えば、本人にがんを告知しなかった時代があったということから、きちんとインフォームドコンセントをしようみたいな。ただ、**本当に正直に言ってしまうと治療ができないこともある**ので、嘘ではないぐらいの形で説明して、治療して、**完全によくなった後で振り返る**のがいいように思います。

大塚　普段、友人とか身近な人だったら、「これを正直にいうと相手を傷つけるな」とわかっていて見過ごして関係を続けていることが多々ありますよね。それが**医療の現場で診察室になった瞬間にすべて正直に話しましょうとなってしまうこと自体が、もしかしたらコミュニケーションとして間違っているのではないかと**、お話を聞いて思いました。これから治療をしようと思ったときに、**患者さん側に「この人は共感してくれている。わかってくれているんだ」というところを第一にもっていくべき**だということですよね。

尾久　そうですね。**患者さんは虫が這う症状自体はよくしたいわけで、そこでは手が組めるかな**と思います。ただ、精神疾患というモデルが理解を得にくいということだと思うので、本人が理解しやすい違う形で提供してあげれば、普通の治療と同じように手が組めるのではないかと思います。

◆虫がいることを認める

大塚　一歩前進した気がします。ただ、虫のことはうやむやにして、神経で感じてしまっているせいにしても、否定してしまう患者さんはいると思うんです。「いや、本当に虫がいるんです。本当に虫がいて、そのせいなんです」と強調された場合、先生だったら、どこのレベルに上げて話を進められますか。

尾久　「虫がいて大変ですね」みたいな感じで、**まず虫がいることを認める**。「虫が走っただけでは何ともないのですが、虫が神経を痛めつけているからその症状が起きているんでしょうね」という感じで言います。

大塚　なるほど。僕はできなかったです。「虫はいる」というところを認めるわけですね。

尾久　そこからでないと話が始まらないので。

大塚　これはすごいことを聞いた気がします。僕ら皮膚科医は虫がいないことを何度も伝えることで、こちら側の意見を理解してもらおうとしているのですが、それを繰り返しても一向に前に進まないんですよね。虫がいることをこちらが認めるわけではないのでしょうけれど、**同じ立場になってからスタート**するということですね。

尾久　そうですね。**対立してしまうと治療にならないので、同じ方向を向けるように自分が変わる**という感じですかね。

大塚　すごい。できそうな気がしてきます。

尾久　できます、できます。

大塚　おかしいな。解決しないと思ったのだけれど、先生に聞いたら解決しそうな気がしてきました(笑)。この患者さんは虫が這うだけではなくて、いろいろな症状を訴えているのですが、すべてに関して同じ形で、まずはその主張を認めるということですよね。

尾久　そう思います。主張を認めて、患者さんが理解しやすそうなモデルを提供し、治療に結び付けるという感じですかね。

大塚　モデルに関しては、いろいろなモデルを提唱していくしかないですか。

尾久　そうですね。こういう仕組みで悪くなると言った**患者さんの言葉をそのまま使う**と

88002-900 JCOPY

か。そうすると、多少納得しやすいと思います。

◆健康な部分で手を結ぶ

大塚 あと、こういう患者さんには、これを飲むと調子がいいとか、この薬を出してもらっているときはすごく効いているといった訴えも結構あって、場合によっては長期間飲むのはよくないような薬も含まれていたりするのですが、不必要な投薬を避けるために、こちらから何か提案できることはありますか。

尾久 僕はわりと普通に出しちゃいます。手を組む機会にしてしまうというか、例えばメトロニダゾールをずっと飲むといったら、「それはちょっと」と思いますが、飲んでいてもそこまで害がないようなものだったら、症状に関係ないと思っても、むしろ出しちゃいます。よくあるパターンとしては、精神科の薬を初回で出せるときと、初回では出せなくて、何回かたってから出せるときがあって、後者が大事だと思っています。話していて、「ちょっと薬は」というときも、「今日はメトロニダゾールは出せないけれど、この漢方は出せるよ」とか、「本当の治療はこの薬を使うしかないけれど、とりあえず使わないで、また来週来てよ」という形でちょっとずつ仲を深めていく。簡単に言えば「ラポール」ですけれど、少しずつそういうのをつくっていくと、あるところで「やっぱり試してみます」という人は出てきますね。妄想が盛んな人でも、**病的ではない健康な部分で手を結べていると、うまくいくことがあります。**

◆虫を認めることは嘘をつくことではない

大塚　すべてが病気なわけではないですもんね。コミュニケーションが成り立っている部分もたくさんあって、そこを糸口に病んでいる部分を治していこうと。目からうろこです。これまでずっと「そうじゃないですよ」ということを伝えようとして、患者さんと平行線だったので。そこは一度共感する。医者の立場として嘘をつくことには抵抗があるのですが、先生は最初抵抗はなかったんですか。

尾久　**「嘘ではない」というところかな**と思うんです。「虫がいる」と言われて、「そうです。虫がいます」という言い方ではなく、「虫がいるんですね。そういうときは」みたいな感じで語るというのでしょうか。自分に罪悪感が起こらないようには話しています。

大塚　自分が逆の立場に立ったら、そういう医者のほうが患者は信頼できるなと改めて思いました。冗談みたいな話で、患者さんが「かゆいです」とか「痛いです」と言ったときに、

「かゆいはずないです」とか「痛いはずないです」みたいな会話が診察室で行われるのですが、それの延長線上か、それと近いところに虫がいるというのがあって、患者さんの感覚としては虫がいるということは自分が感じている事実だから、それを否定することから入ると、その先のコミュニケーションがとりづらいということですよね。

尾久　そうですね。

大塚　よくわかりました。うまくいくような気がします。

尾久　うまくいくと思います。

◆精神科医への橋渡しはどうする?

大塚　実際そこで精神科的な治療もある程度やってみて、症状が改善してきたところで、専門の先生にお渡しするという形でもいいのでしょうか。

尾久　症状が改善しても、「先生、あれは気のせいでした」みたいになる人はほとんどいないんです。強い感覚が薄まっていって、虫の訴えは一切せずに他の症状だけ述べて、薬をもらって帰っていくみたいな感じになんとなくおさまっていくんです。だから、もしそこで落ち着けば、専門の先生に渡さなくてもいいのではないかと思います。精神科界隈はどう言うかわからないですし、内科や皮膚科など、身体科の先生はちょっと使えないとなるかもしれないですけれど、抗精神病薬も内科薬と比べて圧倒的に劇薬というわけではないですし、みんなが使い方を覚えていくと抗精神病薬は内科でも使える薬だと思います。

◆家族への対応

大塚　ちなみに、こういう方のご家族への対応はどうするのがいいでしょうか。「そんなのいないよ」と否定する家族もいれば、一緒になって心配になってしまう家族もいると思います。病院に一緒について来られる方もいれば、ついて来ないでご本人さんとだけお話しする場合もあると思うのですが、診察室にいらしたときに、ご家族に対してもアドバイスすべきなのか、それともご本人さんとだけ向き合うべきなのか。

尾久　ご家族だけで話したがったりすることは結構あると思います。「あんなことを言っているけれど、実はこうなんです」みたいな訴えは聞いてあげたいし、「否定しても疲れるだけだ」みたいなアドバイスもしてあげたいなと。ただ、難しいところもあって、患者さんが診察室を出たあとに、「私だけでいいですか」みたいな感じだと、その間に何を話していたのかということになって、医者と家族が共謀しておとしめようとしているのではないかとい

88002-900 JCOPY

う空想にいってしまうこともあるので、そうならないように注意しています。「今日はご本人がいるところでしか話したくない」と言うと、あとから電話や手紙で連絡が来たりするので、そのときに話すことが多いですね。

大塚　一緒に妄想しているようなご家族もたまに見かけると思うのですが。

尾久　高齢者のご夫婦に多いですね。そういうときは一緒に説明する感じですね。

◆精神科に行くことが目標ではない

大塚　実践できるかというと、また別なのでしょうが、理解しました。答えがないと思っていたのですが、すごくすっきりしました。先生がおっしゃるように、患者さんの解釈をきちんと認めることができておらず、そこがこの患者さんとコミュニケーションがとれなかったことのボトルネックになっていました。まず患者さんの解釈を受け入れることができれば、そのあとは話し方とかアイデアの出し方の工夫でいけるかなという気がします。

僕らも患者さんの解釈を大事にすべきで、「病気を診て人を診ない」みたいな悪い言い方をしますが、それの最たる例になっているかなという気がしました。まずはこの方の解釈を理解して受け入れて、そこをスタート地点に、どう治療にもっていくか考えるんですよね。

医学部の授業で習いたかった。

尾久　**「この患者さん、精神科だ」と思ったときに、どうやって精神科に行ってもらうかが最初にきて、この患者さんをどう治療するかというところが隠れてしまう傾向にある**と思うんです。だから、**あくまで自分が全部診るというところで、ギリギリまで動揺する気持ちを抑えて、自分だったらどうするかなでやって、ここからは精神科みたいな感じでやると、うまくいく**と思います。

大塚　本当に先生がおっしゃるとおりで、精神科に行ってもらうことが第一目標になって診察しているので、そこからしてかみ合わないですよね。真の目的を見失っているというか。よくわかりました。他の治療にも参考になる形になりました。すごいですね。

尾久　ありがとうございます。逆に、他の精神科医がどんな言い方をしているかわからないんですよね。

大塚　他の先生にはこのテーマをぶつけてないので、僕もわからないのです。

尾久　こういうのも実践知だと思うので、同じようなことを聞いたら、みんなそれぞれ違うことを言うかもしれないです。

◆スタートは解釈に寄り添うこと

大塚　新しい視点が加わりました。解釈に寄り添うというか、**まずは患者さんの解釈を受け入れるところから始まる治療もあるんだな**と。それが僕にはずっと抜けていたなと。

尾久　それが一番早いと思います。特に内科の外来で患者さんがバーッといるときに、対立するとそれだけ時間がかかってしまうという感覚があって、だから合わせてしまうみたいな感じで。ひょっとしたら精神科というよりは内科の診察の中で出てきた実践知かもしれないですね。

大塚　なるほど。これは患者さんとの関係だけではないですよね。他のいろいろな人との関係で、まず解釈から受け入れるというところは、あらゆる対立をなくす一つの手段かもしれないな。解釈を受け入れないことには話が進まない部分はたくさんあるなと思いました。先生から付け加えておきたいことはありますか。

尾久　あえて言っていない点があるとすると、患者さんが混乱している状況である意味勝手に治療してしまうのはどうかという倫理の問題はあるかなと思っています。そこはちょっと難しくて、治療を選ぶ権利を制限している側面はあるのですが、自由に選んでもらうと治療にならないという問題もあります。法的根拠のある非自発入院と違い、治したい気持ちを持つ者同士でやっていて、嘘を言っているわけではないので、僕はありだと思います。今まで患者さんに何か言われたことは一度もないので。ただし、あとで薬局に行って、「これは精神を鎮めるお薬です」と説明を受けて、ワーッと戻ってこられることはあるので、「そういうふうに言われてしまうかもしれないけれど、決してそういうつもりで出しているわけではなく、症状をよくしようとしているだけだ」と先に説明しておきます。

◆精神科の受診を拒否する患者さんにどう寄り添うか？

大塚篤司

◆断絶からは始まらない

過去の出来事を振りかえって、「恥ずかしい」と感じることがある。あのときの自分は若かった、未熟だった、と思う経験は誰もが持っているのではないだろうか。今回の尾久先生との対談を終了して、私はこの「恥ずかしい」を感じることとなった。

私は日頃から、患者とのコミュニケーションに関して、本を書き、インターネットで情報発信を行っている。「患者さんには優しく」から始まり、「西洋医学を否定的に捉える患者さんにも耳を傾けよう」と伝えているにもかかわらず、本対談を通して、精神疾患を患う（可能性が高い）患者さんに関しては、全く対応できていなかったことに気がついてしまった。

診察室の中で、意見の対立が起きてしまうことがしばしばある。いや、もしかしたらそれは私だけなのかもしれないが、患者さんとうまく「周波数」が合わせられないことがある。それは、今回のケースのように「虫が皮膚にいる」という訴えに対して、いるのかいないのか？　という議論になってしまった場合である。同じように、ワクチンは効くのか効かないのか？　ステロイドは良いのか悪いのか？　薬は飲むべきか止めるべきか？　など、インターネットを中心に議論されている。多くの場合、議論の先に待っているのは断絶であり、分断だ。わかり合える状況が訪れることは少ない。

患者さんは、困っているから病院に訪れる。インターネットで見られるような、議論したいだけの一部の人間とは違い、患者さんは医療従事者の力を必要として診察室のドアを叩く。本症例のような、精神疾患を伴う（可能性が高い）患者さんでは、周囲の人間に「虫なんていない」と何度も言われてきたことだろう。**「病院の先生ならわかってくれるに違いない」という期待を抱いて、受診する人も少なくないだろう**。にもかかわらず、「ほら、やっぱり虫はいないでしょう」と患者に話す私はなんと傲慢であっただろうか。思い出すだけで恥ずかしい。

◆手を組める部分で手を組む

さて、尾久先生が対談の中でおっしゃっていた**「手を組める部分で手を組む」**という言葉は、人間関係を築くうえで大きなヒントになるのではないだろうか。私たちは普段から、友人や職場の仲間達と手を組める部分で手を組んで生活している。手を組める部分が多いのが親友であり、恋人や家族だろう。一方で、手を組める部分が見つからないとき、「あの人とは全く意見が合わない」とついつい愚痴を漏らしてしまう。懸命に探せば、手を組める場所はどこかに必ずあるはずなのに。残念ながら私たちは、わかりあえない部分に意識を削がれ、手を組める場所を探そうとしてないのかもしれない。ある宇宙飛行士が、宇宙から地球を見たときに、「こんな小さな星の中で争い事をしている人間が愚かにみえる」という感想を述べていた。この世界で一緒に生きていく、という大きな目標を考えれば、手を組める部分がない生物などいないはずなのだ。ただ、それがどうしてもできない、忘れてしまう、したくないほどあの人とは近づきたくない、と感じてしまうのが人間なのだろう。

どんな相手でも理解し合える部分が必ず存在する。それを信じぬくこと。これができる人は強い。一見、理解し合える部分はないように見える相手でも、それが見つかるまで諦めずに探し続けること。難しい問題を解決するためには、きっとそういう心構えが必要なのだろう。先日、NHKの特集で、ロシアによるウクライナ侵攻を議論する国連と、議長国である日本にフォーカスした番組があった。ここでの、議長の「手を組める部分で手を組む」を探す熱意は、並大抵のものではないと感じた。**問題を本当に解決したい人間はいつも、「手を組める部分で手を組む」ことを模索している。**それが、世の中の大きな問題を解決するうえで必要なのだろう。

病院での意見の対立は、医療従事者と患者の間で起きやすい。しかし、こういうときに「手を組める部分で手を組む」という視点に立てば、対立は和らぐのではないだろうか。そして、「手を組める部分で手を組む」ことは診察室の中ではたやすく見つけることができる。症状で困っている患者と、治療をしたい医療従事者は、そもそも手を組んで同じ場所にいるのである。**「まずは相手の解釈を受け入れなさい」**という尾久先生のメッセージは、私の中で大きな学びとなったのであった。

第二章　冒険のまとめ

① まずは「虫がいる」と訴える患者の解釈を受け入れることが大事。

② 医者と患者の間で起きうる意見の対立も、「手を組める部分で手を組む」視点で和らげることができる。

③ 「手を組める部分で手を組む」という考えは人間関係や問題解決において大きなヒントになる。

三章　先生、病気が治るサプリメントを見つけました

―患者の価値観の尊重について人類学から考える―

磯野真穂×大塚篤司

【症例】有棘細胞がんの五二歳、男性。未婚、両親と同居中。二〇歳代後半のとき、職場で左下肢に大やけどを負った。外用剤と皮膚移植で一旦は治癒していたが、四〇歳代後半くらいからやけどの部分に腫瘤が出現した。腫瘤は徐々に大きくなり、浸出液が出るようになった。あわせて、左鼠径部も腫れるようになってきたため、高齢の両親に連れてこられて受診した。皮膚生検の結果、有棘細胞がんの診断であった。CT検査では左鼠径リンパ節に転移病変を疑う所見あり。左下肢のがんは大きいため、手術ではなく抗がん剤と放射線治療にて加療する方針とカンファレンスで決まった。患者本人および両

親に説明した際、抗がん剤には強い拒否反応を示す。その日は治療方針が決まらず帰宅、二回目の診察の際、民間療法のパンフレットとサプリメントを持参した。「先生、がんが治るサプリメントを見つけました。抗がん剤は嫌なのでこちらにかけてみようと思います」と患者の両親は訴えた。

◆サプリメントを探す前の診察室での出来事

磯野　「がんが治るサプリメントを見つけました」と言う患者さんにどう向き合うかという一番大きな問いを意識し、質問をいくつか考えてきました。まずどんなサプリメントだったのかが気になります。

大塚　あくまで架空の症例ですが、ここで想定しているのは高額なサプリメントです。がんに関していうとピンからキリまでありますが、例えば、ひと月五〜一〇万するものもあるし、まとめて一〇〇万とか二〇〇万払ってサプリメントをセットで購入する方もいます。中身はいろいろなものがありますが、代表的なのはキノコの成分などですよね。あとはカニの甲羅というのもあります。

磯野　最近のサプリメントは、「民間療法でも科学的な裏付けがありますよ」みたいなものが多いと思いますが、キノコの成分などはがんに効くというエビデンスみたいなものはあるのでしょうか。

大塚　無理やりあると言えたりするものもあります。試験管レベルの実験では、がん細胞に効果があったとか、そういうのも研究論文で出てきます。それから、がんには数パーセントは自然に消えてしまうものもあって、それとこういうサプリメントを使っている人が重なると、このサプリメントで消えたと思ってしまう人がいらっしゃるので、母集団が増えれば増えるほど、偶然に一致してしまう人もいます。

磯野　なるほど。この症例では二〇歳代後半でやけどをしたときには普通に医療に通われていて、一応そこで治ったという状況がありながら、今回はサプリメントのほうに行く。そういうふうに思うに至った経緯の中で二〇歳代後半の大きなやけどのときの医療体験はどういうものだったのか、ちょっと気になりました。

大塚　例えば風邪やけがなど、治るとわかっている病気に関しては、お医者さんの言うことをそのまま信じて治療して、ご家族の方もそんなに介入してこないケースが多いです。しかし、今回のようにある程度進行したがんで、**治療しても命は助からないいんじゃないかと思った瞬間に民間療法側に傾倒してしまう人は結構いらっしゃる。**

磯野　なぜ抗がん剤に拒否反応を示すのか、聞かれましたか。

大塚　このケースは、抗がん剤に対する何か悪いイメージがご両親にはもともとあって、昔の抗がん剤の副作用で苦しんでいる方を見たとか、そういうケースがおそらく影響していて、子どもには抗がん剤を使わせたくない。本人もそういう影響を受けて、抗がん剤は使わないという思いが、おそらくあるのではないでしょうか。

◆治りそうにない時どう説明するのか

磯野　ご両親に説明した際、抗がん剤には強い拒否反応を示したということでしたが、こういう場合、どんな説明をされるのでしょうか。

大塚　一般的には、抗がん剤の場合は奏効率です。一〇人に何人ぐらい効きそうかということ。あとは主な副作用を説明することが多いです。それを全部説明したしたあとに、同意書にサインをしてもらってスタートというのが流れです。今、抗がん剤は同意書を取ることが多いです。

磯野　それはやはり副作用が大きいからということでしょうか。

大塚　副作用によって寿命が縮まるケースも中にはあります。大きい副作用が出るリスクがあるため、同意書を取る病院が多いんじゃないでしょうか。

磯野　なるほど。こういうカンファレンスというのは、だいたい何分ぐらい行われるものでしょうか。

大塚　難しい症例でも、一人あたり三〇分はかからないと思います。というのも、たくさんの患者さんの症例をみんなで検討していくので、普通、一人あたり数分で終わります。

磯野　長いときは三〇分くらい？

大塚　三〇分かかるのは本当に特殊な場合です。こういう治療はガイドラインができていて、この症例に関して第一選択はこの治療で、それがだめだったら第二選択はこういう形というのが、ほぼ決まっています。だから、ガイドラインに則るとそんなに悩まない、選択肢は限られているのでその中で決めるだけです。患者さんに「こういう治療が一般的で、こうなります」とお話しするだけになります。

磯野　お話しするのにどのくらいの時間がとられるものでしょうか。

大塚　最初のときは結構時間をかけます。例えば、がんの告知に近いようなケースは、ご家族の方を含めて三〇分、少し質問があれば一時間とることもあります。

ただ、進行しているがんの場合、患者さんも聞いてショックを受けられるので、初めのところでは頭が真っ白になってしまって、何も質問が出ない。そうなってくると、最初に一通り説明しておいて、もう一回あらためて時間をとって説明するなどします。今回のケースは一回目に説明したときに、たぶん話は聞いてくださっていたのでしょうけれど、あまり頭に入っていなかったのかもしれません。だから二回目のときに、患者さん、ご家族は、他の治療法がないか、治る方法はないかと、いろいろ探してこられたのではないかと思います。

◆「治りません」とは言わない

磯野　この方は「死んじゃうかも」というレベルの進み方だったのでしょうか。

大塚　医者側は、この方の症状からすると何年か後には亡くなるんじゃないかということがわかっていて説明しています。

磯野　さすがに**何年後かに死んでしまうとは言いづらいじゃないですか。**どういう言葉を選ぶのでしょうか。

大塚　これがすごく難しくて。まず、治りそうか治らなさそうか、完治するかどうかというところですよね。完治する可能性がない場合の説明はすごく難しい。「がんとうまく付き合って生きていきましょう」「これ以上悪くならないように頑張りましょう」というふうに、いわゆる死ぬということを表に出さないような表現で説明していきます。ただ、患者さんも、自分が助かるのか、それとも、これが命に関わって自分の将来の時間が限られてしまうのかを知りたいので、勇気のある方は「どれくらい生きられますか」と聞いてきます。

そういうときは「一般論として、こういう抗がん剤を使ったときの平均の生存期間、中央値としてはこれくらいです」とデータを使って話をします。ただ、「あなたは余命何ヵ月です」という言い方は、最近はしないです。「平均的なデータとしては、ステージがこれくらい進んでいる患者さんは五年後何パーセントぐらい生き残っています」というふうにお話しすることが多いです。

磯野　「これ以上悪くならないように頑張りましょう」と言った場合でも悪くはなるんでしょうか。

大塚　抗がん剤を使っているうちに耐性が出てくるので効かなくなってくることもあります。がんの種類によって違いますが、それが五段階用意されているのもあれば、二段階ぐらいで終わってしまうのもあって、二つ薬剤が効かなくなったら次はもうない。一つ目の薬剤が効いていたが耐性ができてだめになった、二つ目を使ってだめになったとか。そういうのが五回ぐらいまで繰り返せるがん種もあれば、一回か二回の抗がん剤だけで、あとはもう手がないというのも、がんの種類によって分かれます。

この方は、抗がん剤を使ったとしても二パターン、頑張っても三パターンぐらいしかないです。そんなにたくさん使える薬があるわけではないです。

磯野　それも一番初めの時にご説明されるのでしょうか。

大塚　聞かれたら答えます。この場合、最初から聞かれていなくて、とりあえず抗がん剤は使いたくないと。あとは、命が危ないということを感じ取って、じゃあ完治する治療を自分たちが見つけようと思ったところで、いろいろ調べてサプリメントで治った体験談を読んだ。「これだったら助かる可能性がある。でも、病院に行っても助かる可能性はないんだ」とご両親が判断されたケースということです。

磯野　医師として、「治りません」というようなことをお伝えしたわけではないんですよね。

大塚　「治りません」という言い方はしません。「このがんが全部ゼロになって元通りとなる可能性は低いです」「効いてくれれば、大きくならないでそのまま元気な期間が長く延びるかもしれません」など、そういう表現で説明することはあります。

磯野　この方も長く生きられるかもしれない？

大塚　困らずに生活できるような期間が延びる、などと言います。ここまで進行していると、**「治ります」とは、まず言えないんです。**ただ、予後の説明に関しても、医者によって違います。はっきり言う方もいれば、聞かれたら答えるぐらいの先生もいます。

◆サプリメントにかけてみようという患者心理

磯野　今回の場合はとりあえず「治ります」とはもちろんはっきり言えないので、「うまく付き合っていく方向で抗がん剤を使いたい」みたいなニュアンスで言ったら、とにかく抗がん剤は嫌だとなったのですね。それで二回目に「抗がん剤は嫌なのでサプリメントにかけてみようと思います」と言われたときに、大塚さんは医師としてどんなご返答をされるのでしょうか。

大塚 今回はあくまで架空の症例ですが、このように相談してくれるケースは、対話が成り立つので、実はわりと対応しやすいのです。先ほど磯野さんが「患者さんとかご両親がなぜ抗がん剤に拒否反応を示すのか、聞かれましたか」と質問されたじゃないですか。実際、診察室では、「なぜ抗がん剤を怖いと感じるのでしょうか」とか「どういうところが怖いんですか」と聞き出していけます。たぶん、そういうところを聞き出して、誤解を解くところから始まるのだと思います。

一旦話がそれますが、難しいケースは、病院に相談に来てくれない方です。もし自分でサプリを見つけたら、病院に来ないで、サプリ側のほうを選択して、もしくは民間療法側に行って、半年後とか一年後、もうどうにもならない状態で戻って来るというケースがあります。だから本当は、ここで相談される前に、なんとか引きとめるというか、対話の窓口をつくっておかなければいけないのですが、それもできずに終わっていくケースもあります。この場合は相談に来てくれたので、「じゃあどうしましょうか」とできます。

磯野 私はこの症例をみたときに、なぜ「(サプリメントに)かけてみようと思います」と先生に言えたのだろうと思ったのです。引きとめてほしいのかなという感じがしました。

大塚　この方はまだ話す意思があるのでしょうね。

磯野　**結構勇気が要ると思うのです。患者側から、ドクターの判断と違うことをします**というのを、フェードアウトせずにわざわざ言ってくれるというのは。それだけで結構望みがあるような気もしたのですけれど、そんなこともないのでしょうか。

大塚　あります。この方は望みがあって、話をしたら糸口が見つかりそうな感じですね。ただ実際には、こういうケースの多くは、医者に言うのが怖いので、フェードアウトしていきます。

磯野　フェードアウト率の論文とかあるのでしょうか。

大塚　フェードアウト率の論文はないと思います。どれくらいの人がフェードアウトするかは、全くわからないです。ただ、そんなに多くはないです。一〇人に一人も、いないと思います。もっと少ない印象です。ただ、特に、もう手がないというか、現代医学では治らないというところに近づいてくると、藁にもすがる気持ちになります。そういう状況では、病院に通いながらサプリメントをやっている方は結構多いと思います。でも、中には民間療法だけという人も、決して多くはないですけれども、出てきます。

◆「サプリメントにかけてみようと思います」と言われたら

磯野 大塚さんは問題意識として、サプリ側に行ってしまってその後どうにもならない状態で戻って来てしまう人を何とかしたいという思いがあるんですよね。

大塚 ありますね。ここで悩むところは、僕は基本的には、取り返しがつかない失敗でなければ経験したほうがいいという思いが価値観としてあって、これは教育でもそうですけれど、こちらがあらかじめ「それは違うよ」とか「こうじゃないよ」と教えてあげて止めるよりは、遠回りになったとしても、自分で経験して成長したほうがいいかなと思っているんです。

ただ、医療とか医学では、特にがんは、半年遅れたら本当に間に合わなかったりする。それから、具合が悪くなってからでは時間は巻き戻せない。こういうとき、自分はこの先の経過を知っているけれど患者さんはまだ体験していないので伝えづらいですよね。正直に伝え過ぎると、今度は怖がって病院に来なくなってしまう。でも、いまサプリメントだけでやろうとしている道というのは、こちらからみると、本当につらい思いをするというのがわかっているので、**「そっちに行ったらだめだよ」**という気持ちがあります。

それでも、現代医学のほうの道に行けば助かるのかというと、そういうわけではない。そこがまた悩ましいところです。サプリメントをやるよりは明らかに有効だと思うけれども、抗がん剤による副作用も出るし、つらい思いもするかもしれない。最終的には抗がん剤が効かなくなって亡くなってしまうという流れになるので、そこをどう伝えるか。

患者さん側も悩みますよね。病院に行っていても助からないと思ったときに。患者さんの目標が、一年しか寿命がもたないのを二年に延ばすことではなくて、完治することだったとしたら、病院にはそれはかなえられないですよね。

◆民間療法も標準治療もどちらも苦しい

磯野　現代医学ではどうしようもないような状況になったときに民間療法に行くケースが多いと、いま大塚さんがすごく悩みながらお話し下さいました。そのうえでの疑問ですが、標準治療でも結局行き着く先が同じなら、医者側からしたら一か八かどころか一もないだろうと思うようなものにかけ、将来悪化して病院に戻るのも、最終的に抗がん剤が効かなくなって状態が悪化するのも、同じではないでしょうか。

いわゆる**正しいと思われるものが全部だめとなった場合、それ以外の選択肢を探す**のは、ありふれた行動であると思います。

私がお話を聞いていて、一番まずいなと思ったのは、ものすごく高額な金銭を要求してくるというところ。金額的に負担がなければ、加えて**どうせ治らないんだったらサプリメントもありなのかなと**（笑）。身も蓋もないんですけれどね。

大塚　でも、おっしゃるとおりですよね。今回のケースとは違いますが、例えば初期に病院で治療しておけば治ったとか、初めに手術してしまえば完治したというケースが、民間療法に行って手遅れになるというのは、僕としては何とか防ぎたいと思うのです。ただ、現代医学でも何ヵ月間ぐらいしか寿命が延びないとわかっているところを、患者さんがサプリメントでやりますと言ったときに、引きとめるのは、**医者のエゴ**ではないかという思いもあります。

磯野　今回の症例の方の抗がん剤の副作用というのは結構きついものなんですか。

大塚　使う抗がん剤によって違います。この場合は、そんなにひどい副作用はないかな。多くの場合は、例えば気持ち悪くなるとか、白血球が減るとか、それによって熱が出たり感染を起こしたりして、緊急で入院するケースもあります。あとは、今回のケースは放射線を当てるので、放射線皮膚炎といって、皮膚が赤くなってただれるとか、そういうこともありそうです。そう考えると、つらいのはつらいですね。

磯野　民間療法をやっている場合、やっている間はつらくなくても、悪くなってきたらものすごくつらくなるわけですよね。どんどん悪化すると非常につらい状況に陥るわけですよね。

大塚　民間療法のものにもよりますが、例えばこの場合、質のいいサプリメントだったとしたら、何も起きないで終わっていくと思います。場合によっては、サプリメントを飲み過ぎたせいで肝臓がダメージを受けるなども可能性としてはあります。サプリメントとひとくくりで言ってしまうと混乱しますが、一個ずつ別なもので、それぞれによって対応法は違ってくると思うのです。民間療法もひとくくりにしてしまうとわからなくなりますけれど、体に害がないことをやっているところもあれば、やり過ぎたら害があるところもあって、その一つ一つを患者さんが判断できるかというと、そういうわけではないじゃないですか。

磯野　そうですね。そこを医師の判断にゆだねる。このサプリメントはいいでしょうかと。

大塚　もし持ってきてくれて、こういうサプリメントを飲んでみたいですということがあれば、相談にはのります。

磯野　サプリメント外来みたいな感じですね。

大塚　そうです。でも、実際、話しやすくなった患者さん、信頼関係ができている患者さんは、サプリメントの相談をされるとか、民間療法のチラシを持ってきてどう思いますかと聞かれる方も、中にはいらっしゃいます。こちらも信頼関係ができている方には、**「これくらいの値段のサプリメントを使うんだったら旅行に行ったほうがいい」とか「おいしいものを食べたほうがいいよ」とかアドバイスはできます。**

磯野　今の話を聞いていて二つ質問が出てきました。まず一つ目は、例えばこういうふうにすでにがんが進行してしまって治らないという場合、①医師からみて何の意味もないだろうというサプリメントを飲みながらさらに悪くなって亡くなるのと、②一応標準治療の中で悪くしないようなお薬を、副作用を我慢しながら飲んで亡くなるのと、どちらが体は楽なんでしょうか。

大塚　体が楽かどうかですか？

磯野　生きているうえでどっちが楽しいか。

大塚　それは個人差があるな。サプリメントなどで治ると思って飲んでいる人たちは、信じている間は希望がありますよね。でも、どこかで「これは違ったんだ」と気づく瞬間がくるので、そこは結構つらいと思います。「完治しない」と気づいてしまった時ですよね。そこまで信じてしまっていると、最後まで信じようと思うのが人間なので、そこから「標準治療に戻してください」と言いづらい。一方、たとえ標準治療を受けていても、副作用が出てつらい中でも頑張れば助かるかもしれないという望みは持っている。

磯野　医師側も、ということですか。

大塚　いや、患者さん側ですね。だから、もう引きとめなくていいのかという話になってしまう。磯野さんはこういうふうな状況をいろいろと考えたことがあると思いますが、まず自分が患者だったらどうかというのと、あとは医療人類学的に、「民間セクター」という考え方がありますが、その観点から医者側にアドバイスやコメントはありますか。

◆診察室で死についてざっくばらんに話をしたい

磯野　もし私が薬を飲んでも治らないだろうという状況になったら、私は、緩和とか、お医者さんに通いつつ治療はしないという選択肢が欲しい人です。余命を延ばすということに私はそんなに関心がないので、できる限り。とにかく身体状況がつらくなければ、ある程度、やりたいことはやれるじゃないですか。だから、「その部分を現代医療に下支えしてもらえますか」という問いかけはしてみたいなと思いました。

私は、正直、サプリメントは高いだけだと思っているし、一か八かで生き残りたいとも思っていない。現代医療は、死を持ち出しづらい現場です。でもそれは大きな矛盾で、**人間は絶対死ぬので、そこを語れない状況というのがいろいろな問題を起こしていると思うんです。**お医者さんとの関係の中で、**死んでしまうことを踏まえたざっくばらんな話ができる……私はそういうお医者さんと出会いたいと思います。**

大塚　死というものをちゃんと言葉にするか、伝えるということですよね。

磯野　私は仕事柄いろいろなお医者さんとお話しさせていただく機会があります。患者からは見えない悩みを、お医者さんたちも持っている。どうやったら一番その患者さんにとっていいのか、模索されている方も多い。だから、そういう方たちの姿勢と響き合うようなコミュニケーションを自分で模索したいと思いました。

それから、前半の部分で治療そのものの効き目などを伺いましたが、大塚さんの本を拝読したり今日のお話を聞いたりしていると、**治療というのは関係性なんだ**ということを改めて感じます。**薬というのは媒介、関係性を受け渡ししているような、ある種の信頼の象徴みたいなもの**なのかなと思うのです。エビデンスうんぬんではなく。

そうすると、大塚さん自身が「なんでこっちへ行っちゃうんだろうな」と思ってしまうのは、「それはエビデンスとして効かないのに」ということよりも、ご自身がされていることや医療というものに対する信頼がくじけてしまっていることに対するある種の苦しさではと思ったのですが、いかがでしょうか。

大塚　自分がこっちのほうを信じているのに、**患者さんは、僕が信じているものは信じない。**そういう苦しさなんでしょうね。

磯野　プラスして治療経験がものすごく豊富なのに、ポッと出のサプリメントにもっていかれている感じは、結構きつくないですか。

大塚　そうですね。たぶん、「**僕のことを信じてやってくれたほうが確率は上がるのに**」という思いがあります。

◆治療は関係性である

磯野　私は「標準療法のほうが優れているんですよ」とお医者さんが言うときの議論は、エビデンスの話が前面に出てきてしまって、治療は関係性であることとか、**人はどこかのタイミングで死ぬけれども、その過程で出会う医療者とどういう関係を結ぶのが幸せかという話は隠れてしまう気がしています。**正直、患者の立場になると論文なんて読めないので、治療を関係性を象徴するものと捉え、**治療の後ろにある関係性にもっと焦点を置くような問いかけ**というのはあるのかなと思いますし、それは大塚さんに献本いただいた本にも書かれていたことなのかなと。**「共感」**を強調されていましたよね。そこの部分は、この症例の場合、どこかでくじけていたのかなと思ったんです。

大塚　わかりました。実は精神科の尾久守侑先生との対談の中で、「虫が這う」と訴える患者さんがいたときにどう接しますか、どうしたらいいでしょうというお話をしました。

磯野　どんな虫なんだろう。

大塚　患者さんは虫がいると信じ込んでいるんです。

磯野　磯野としては、カマキリなのかコオロギなのかが気になるところです。

大塚　実は、いま磯野さんが言ったところが大事で、僕ら医者は、虫がいないことを躍起となって証明しようとします。それで精神科に通ってもらいたいというのを目的にしちゃうんです。

でも、尾久先生がおっしゃっていたのは、まず**患者さんの解釈を受け入れましょう**。虫がいるというのは、患者さんが実際自分の中で感じている解釈として事実なんだから、まずそれを受け入れて、そこから困っていることを治そうという視点に立たないと、診察室の中で対立が起きるのではないかということでした。

それと今の磯野さんの話は結構近いところがあって、僕らは標準治療という道具を使って患者さんとコミュニケーションをとって治そうと思っているわけですが、治したいとか、この先困らないようにしたいという視点まで、一つ段階を上げて考えれば、仲介するものがサプリメントであってもいいわけですよね。

磯野　特に治らない場合はね。

大塚　ですよね。だから「サプリメントを持ってきてもらって、それで副作用が出ないか、こっちでみましょうか」と、言うかどうかですよね。

磯野　患者さんは安心すると思うんですよね。

大塚　それは病院でやることかという疑問が残ってしまいますが……。

◆人間にできてＡＩにできないこと

磯野　単純にエビデンスに基づいて最も確率の高い薬を出すだけとなったら、正直、機械がやればいいと思うのです。

大塚　そうですね、ＡＩができますからね。

磯野　ChatGPTのほうが上手かもしれないじゃないですか。そこに人間がいることの意味を考えると、人間というのは象徴を使う生き物なので、モノを象徴的に使うことによって関係性を構築する。たとえ死んでしまうという状況であったとしても、それを支えてくれる、最期までみてくれる人がいるというのは、たぶんChatGPTにはできないと思うんです。実はこれは、**人間がそこにいるとはどういうことなのか**ということまで関連しているのかなと思いました。

　あと、私は人類学者なので、象徴は単なるおまじないだと思っていないところがあります。

大塚　そのあたりもう少し詳しくお願いします。

◆サプリメントの意味付ける力は抗がん剤より強い

磯野　例えば、私が最近好きな人類学者のメアリ・ダグラスの『汚穢と禁忌』という本がありますが、そこに雨乞いをする民族の話が出てきます。雨乞いをする民族は、雨季が近づいてくるときに雨乞いをする。だから雨は降ります。彼らは自然の中で生きているので、雨が降ることを知っているんです。でも、知っているのに雨乞いをする。これは一体何なのか。

そこでメアリ・ダグラスが述べた結論が、人間は、周りで起こる事象があまりにも自分のコントロール外になると困ってしまうから、何らかの形で自分がそこに関与しているということを実感しようとする。それが生きる自信になるのだと。

彼らは雨が降ることは知っています。でも、あえて雨乞いをやることで自然のリズムの中に自分たちを組み込んで、自分たちがやった雨乞いで雨が降ったんだという意味付けを作り出すことで、自然とのつながりの中で生きる。

これが**病院の場合、自分の人生を自分で何とかしている実感が、奪われやすい**状況だと思うのです。

でも、サプリメントは、自分でお金を払って選択してやりますということで、ある意味、自分が関与している感覚を作り出せる。抗がん剤の場合、同意書とか、ある意味、医療者側のためというのもあるじゃないですか。同意したといっても、患者側からすれば同意させられた感じになっちゃうだろうし。

大塚　それは確かに。でもその視点は考えてこなかったな。

磯野　エスノグラフィの中には、呪文を通じて病気が治るとか、集団的な儀式を通じて、その人が良くなっていくという話が散見されます。もちろん、それは医学の観点からみるとエビデンスがないとなるかもしれません。自分と世界の意味付けの仕方が変化することで症状が変化することは、医学ではたぶんプラセボと言われると思います。ただ**大切なのはがんが治るサプリメントは、うまく意味付けるという意味では、残念ながら、抗がん剤に勝っちゃうときがあるということ。意味は身体に何かしらの影響を与えるということ。**

大塚　確かにそうですね。

◆意味が人を動かしていくことを治療に利用する

磯野　意味付けの中で人は生きるということを、良くも悪くもうまく使っているのがサプリメント。一方、標準治療のお医者さんはエビデンスに基づいてやらなければいけないし、間違ったことは言えないという制約がかかっている中で、意味付けをうまく使っていくことを手放すときがあるのかなと思いました。

大塚　本当だ。そのとおりです。

磯野　ナラティブが大切という話になっても、傾聴とか受け入れるというレベルでとまってしまい、意味が人を動かしていくというところに入りづらいのかなと思うときがありますが、いかがですか。

大塚　おっしゃるとおりで、実は僕、この後の対談で組み込んでいるんです。治療のやる気をどう引き出すかという問題です。血が固まらなくなる血友病という病気がありますよね。子どものときに発症する病気です。あれは子どもがよくわからないまま、ずっと輸血とか注射をするんです。

磯野　わからないんだ。

大塚　わからない子もいます。

磯野　きついですね。

大塚　ええ。それを、この言葉は適切かどうかわかりませんが、どうやったら頑張れるか、続けられるか。そういうことを研究している論文もあって、一つ答えとして出ていたのが、小さなことでいいので患者さん自身が決定する選択肢を与える。例えば、注射する前に、「消毒する？　しない？」とか、「テレビを見て待っておく？　本を読む？」とか、そういう小さいことでもいいから、患者さんが「これは自分で病院の中で決定して自分で選んでいる」

ということを、増やしていく。そういう方法がいいじゃないかという論文があります。

今回、磯野さんが言ってくれた「自分が何かしている」というところは、「自分が選んでやったから、病院で治療を受けているだけじゃなくて自分にも決定権がある」という、つまり、関与しているという意識が、子どもたちにもたぶん生まれてくるのでしょうね。

だから、いま僕はこの患者さんに関して、「こっちの治療とこっちの治療とどっちがいいですか」と提案しているけれども、「言われたとおりにやったほうがいいですよ」という思いがたぶんベースにあって、患者さんはそれをただ受けるだけの立場でずっと話を聞いているので、当然、自分でできることはないかと探してしまうわけですよね。

磯野　しかも、治らないとなった場合、治りたかったら、きっと探す方向に行っちゃいますよね。

◆サプリメントでもなんでも持ってきて！

大塚　そこをどう説明したらいいんだろう。「こんな方法とこんな方法があって、これはこうで」と説明しただけでは、患者さんにとっては、不安は消えないし、自分で何か選ぶということもない。

88002-900 JCOPY

磯野　その場面で、「民間療法でも何でもいいので、探していただいて、気になることがあったら、それも含めて話しましょう」とか言われたら、私は結構うれしいかもしれません。言ったら怒られると思っているから。

私は循環器のフィールドワークをしたときに、患者さんとだけのインタビューで、「サプリメントを飲んでいると先生に怒られるから言わないで」と言われたりしました。患者さんは医師から出されたもの以外のものを飲んだら叱責されるとしか思っていない。だから、「**意味不明な民間療法でも持ってきていいよ！　面白そうだし**」みたいな感じのノリだといいかもしれませんね。

大塚さんも、これだけいろいろなサプリメントや怪しいものを見ていると、「これはこのジャンルね」とか説明できると思うんです。「これはこの手を使っているよね」みたいな。

大塚　そうか。医者のほうから先に言っちゃうわけですね。

磯野　絶対探してしまうもの。

大塚　僕らは、よくある手段として、「インターネットとかで調べると、間違っている情報も多いし、怖くなっちゃうから、見ないほうがいいですよ」と言うことがあります。でも、患者さんはきっと見ているんですよね。

磯野　今、**「インターネットで検索するな」というのは、ちょっと厳しい**です。

大塚　**「それを見ないようにしてください」というアドバイス自体がナンセンス**なんだなと

思いました。

磯野　ふだんやっていることをやらないというのはとても難しいですよね。スマホでもできるんですから。むしろ「どんなやばいページとかでもいいから、リサーチ結果を見せてほしい」みたいなのはどうでしょう。

検索して、どのくらいひどいものが出てくるか知りたい。それも含めてという感じだと、**患者としてではなく、人としてみてもらっている感じ**はあるような気がするのです。検索で出てきたものを、大塚さんから「サプリメント療法にはこういうジャンルがあって、あなたが見つけたキノコ療法はここに入ります。どう思いますか」なんてお話があれば、面白いかなと思いました。

◆患者の選択肢は医師よりも広い

大塚　確かにそれは、僕は考えていなかったな。患者さんにしてみたら、選択肢というのは決して抗がん剤だけじゃないんですよね。

磯野　人類学で非常に有名なアーサー・クラインマンという人が台湾で行った調査の中で、「民間セクター」「民俗セクター」「専門職セクター」というのが出てきます。彼の理論の一番大事なところは、ほとんどの心身の不調を人間はまず「民間セクター」で何とかしてしまうということです。「民間セクター」というのは、自分の知識とか検索とか知人に聞いた知識とかで何とかしちゃっていて、実はそこが比率として一番大きい。「専門職セクター」は意外と小さいという話なので、民間セクターでふだんいつもやっていることを、例えば「検索しないほうがいいですよ」と、やらないほうにもっていくよりも、むしろ、「ガンガンやれ」みたいなほうへもっていくみたいなことは面白いかもしれないですよね。

大塚　新しい視点ですね。

磯野　検索ワードは何にしたとか、気になりませんか。どんな検索ワードを使っているんだろう。こっちの検索ワードのほうがいいんじゃないか、なんて。

大塚　そうですね。そこを遠ざけよう遠ざけようとしていることが、逆に、患者さんとの断絶を生んでいる気がします。

磯野　ふだん私たちは、風邪をひいたら、「風邪　すぐ治る」とか検索するわけです。それをやらないというのはできないですよね。

大塚　そうだ、それだ。**医療者がもっている選択肢よりも患者さんがもっている選択肢はもっと広いんですよね。**

磯野　変なものもいっぱい入っているから問題ですけどね。

大塚　それを含めて机の上に並べて、一緒に考えることが大事ですね。

◆民間療法に傾倒する患者さんにどう向き合うか？

大塚篤司

◆診察室で「死を隠す」理由を考える

さて、何から書けばいいだろう。尾久守侑先生との対談で「診察室の中では嘘は許されない雰囲気」であることを再確認し、「患者を救う小さな嘘」まで排除しようとしているのは問題ではないか、と気がついたばかりである。そのあとで、「死を隠さずに話してほしい」と磯野さんから出た言葉をどう受け止めるか。両者は矛盾しないのか。とても難しい問題のように感じた。

「死を隠す」ことは「患者を救う小さな嘘」として、日本の診察室でこれまで使われてきた。死はタブーであり、ましてや、病院で死を語ることは、まずない。だれでも嘘はつきたくない。これは医者も同じだ。**患者には嘘をつきたくない**。しかし、診察室で死を直接表現することは憚られる。その結果として、**医師も患者も死を意識しながらも、死を隠して話をする**。このような不思議な状況が続いている。それが日本の診察室で起きている現実だ。

88002-900 JCOPY

磯野さんは対談の中で「自分だったら隠さずに言って欲しい」とはっきりと言った。「わかりました。はっきりと言います」と、すべての患者さんに死を包み隠さずに話すことができるかと言えば、それはきっと不可能なことだ。なぜなら、「はっきり言って欲しい」と思う患者と同じように、「はっきり言って欲しくない」患者もいるからだ。さらに、「はっきり言って欲しい私」と「はっきり言って欲しくない私」は、時間や環境が変わることで行ったり来たりする。気持ちをいつも強く持ち続けることは難しい。自分の病気や将来に向き合いたくない、と感じながら診察室に足を運ぶ日だってあるだろう。いつだって**「死を隠さずに話す」ことは容易ではない**。少なくとも、ぼくには。

だからと言って、**この問題と向き合わずに、これからも死を隠しながら患者と対話を続けることはできない**。それは、してはいけないことだと思う。磯野さんとの対談を通して、「死を隠す」理由のすべてが利他的ではない、と気がついてしまったからである。死を隠さずに話したら、患者さんは傷つくのではないか？　死を隠さずに話したら、患者さんは立ち直れないのではないか？　そう思う気持ちの端のほうには、「死を隠さずに話すことへの気まずさ」や「死を隠さずに話したあとの煩わしさ」がわずかながらに含まれており、そういった利己的な感情が、患者さんのためにという言い訳にマスクされている。尾久先生と磯野さんの二人の言葉に決して矛盾はない。心の奥底に隠れている利己的な考えに気づき、患者さんとの関係だけに意識を集中すれば、両者は必ず共存できる。

冒険は（と言っても、ぼくは冒険をしたことがないのだが）、自分の弱さと向き合う場所だ。使ってこなかった筋肉を動かし、遭遇したことがない場面に頭を働かせ、生きて帰るために全力で向き合う。窮地に陥ったときにはじめて、自分の弱点に気がつくことになる。なにもせず逃げることはできない。**冒険をすすめるためには、弱さと向き合い、克服するしかない。**磯野さんとの対談を通して、ぼくは自分の弱さに気がついた。まさに冒険だった。

◆僕を信じて欲しいは傲慢か

対談の中で、「どうしてサプリメントではだめなんですか？」という磯野さんの質問に対して、**ぼくは「サプリよりぼくを信じて欲しい」と答えた。ぼくの本心は、これだった。**「サプリでは、最後に患者さんが苦しむから」というもっともらしい理由は、磯野さんの「標準治療で最後苦しむことはないのですか？」という質問で、あっさり論破されたように思う。そう、**標準治療でも最後に苦しむことは十分にある。**残念だけれども。それでもぼくは、自分が信じている現代医学を、同じように患者さんにも信じてもらいたい。現代医学の範囲の中で、同じ価値観で、患者さんと治療をしていきたい。それは、治療するという視点からみたら、現代医学がもっとも確率の高い方法であるとぼくは信じているからだ。だから、現代医療の枠を外れた価値観に患者さんが惹かれていることが、受け入れ難かった。

しかし、**医療は人間の生活の中の一部でしかない**。つまり、医療は人間が生きていく中でとても小さな範囲に存在している。対談を通してそのことを感じた。自分の価値観が、閉じられた空間の中にあることを思い知らされた。

◆あなたの価値観を受け入れます

「サプリメントでもなんでも持ってきて」という提案は、妙案だと思う。これまで、患者さんに避けるよう呼びかけていた民間療法は、ぼくがなんと言おうが患者さんはいずれ出会ってしまう可能性が高い。「インターネットを見ないように」とか、「テレビや本の内容を鵜呑みにしないように」と患者さんに説明するのは、今になってみれば傲慢な提案だったと感じる。なるべく外の世界を見せないように、家の中に子どもを閉じ込めておくことと似ているのではないだろうか。自分から離れて失敗するのが怖い、外の世界で苦しむのを見ていられない、そう思う親の気持ちは間違いではない。ただ、それは子どものことを心から信じていない気持ちの裏返しでもある。

「サプリメントでもなんでも持ってきて」という提案は、ただ単に、診察室にサプリメントを持ってきてもらうことではない。**「あなたがいま魅力的に感じている現代医学以外の価値観を、ぼくに教えて欲しい」であり、さらに「大丈夫、その価値観を否定しないから」まででセットであるべきなのだ。**たとえ、患者さんがサプリメントを診察室に持ってきたとしても、「こんなの全く意味がない」と頭ごなしに否定すれば、次から患者さんがサプリを持って診察室に現れることは二度とないだろう。「怒らないから正直にいってごらん」と子どもに話す大人に対し、「やっぱり怒るじゃん」と学ぶ子どもの体験を想像すれば、簡単にわかることだ。患者さんが大切にしている価値観を否定せずに受け入れる。「サプリメントでもなんでも持ってきて」という言葉は、「あなたの価値観を受け入れます」ということのメタファーでなければならない。

医者が持つ価値観と患者さんが持つ価値観。それぞれを診察室に持ち寄り、お互いを認める。**「現代医学ではない他のものを信じたい」患者さんの気持ちをぼくら医者は認めなければならない。そのうえで、患者さんに伝えるべきなのだ。「ぼくのことを信じてほしい」と。**

第三章　冒険のまとめ

① 診察室では「患者を救う小さな嘘」の排除は難しいが、「患者を救う小さな嘘」のフリをした「自分を守るための嘘」には十分に気をつけたい。

② 医者と患者はお互いの価値観を認め合い、現代医学だけでなく患者の信じたい治療方法にも耳を傾けよう。

③「サプリメントでもなんでも持ってきて」という提案は、患者の価値観を受け入れる意思表示であり、医者は患者の大切にしている価値観を否定せず受け入れることである。

四章　先生、薬を死ぬまで飲まなければならないのですか？

―慢性疾患にコーチングでアプローチする―

横尾英孝×大塚篤司

【症例】水疱性類天疱瘡（すいほうせいるいてんぽうそう）の女性、七九歳。二年前から四肢、体幹に水疱（すいほう）が出現し、皮膚科で類天疱瘡と診断された。当初はステロイド軟膏や経口ステロイドで症状を抑えることができたが、一時的な改善後、繰り返し症状が再発している。患者は非喫煙者であり、過去にアレルギー疾患や自己免疫疾患の既往歴はない。家族歴にも特筆すべき病歴はない。最近、新たな免疫抑制剤を処方されて症状が軽快しているが、免疫抑制剤による副作用や免疫力の低下に伴う感染症への懸念がある。患者は退職しており、家庭での日常生活におけるストレスの影響も症状に影響していると考えている。また、現在の治療法以外にも、副作用が少ない代替療法や生活習慣の改善に関心を持っている。インターネットを通してステロイドや免疫抑制剤の長期使用による副作用を知り、「先生、薬を死ぬまで飲まなければならないのですか？」と尋ねてきた。

◆コーチングについて

大塚　横尾先生は「コーチング」を医療に取り込まれています。ご専門が糖尿病などの慢性疾患ということで、いろいろな科の医師が慢性疾患の患者さんを受け持ったときに抱える問題点にコーチング的なアプローチができるのではないかと考え、今回、先生に対談をお願いしました。

まず、コーチングについて、簡単に説明してもらってもいいでしょうか。

横尾　コーチングは、欧米で生まれたコミュニケーション技術、対人支援技術の一つです。もともとは高いパフォーマンスを発揮するミュージシャンやアスリートの指導法について情報を集めたところから始まるとされています。教えるとは少し違って、相手のめざす目標を共有して、そこに向かって、どうやって、大きな目標をいかにより早く達成していくかを、対話を重ねて支援していくスタンスのコミュニケーションです。

何か答えを教えるとか、やり方を指示命令するものではなく、**最終的に行動を起こす、答えを見つけるのは相手というスタンスで関わる技術**です。

◆コーチングを医療に取り入れたきっかけ

大塚　ありがとうございます。先生はなぜコーチングの手法を医療に取り入れようと思ったのですか。

横尾　一つは、私が糖尿病内科の医師として何年かやっているうちに、やはりいろいろな壁にあたりました。どうしても間食をやめられない、タバコをやめられない、運動はできないなど行動変容がなかなか起きない患者さんに一方的に指示をしても、失明しますよ、足切断になりますよと脅しても、かえってうまくいかなかったんです。

患者さんの立場になったら、どうしたら向き合ってくれるかと考えて、やはり一緒に考えて歩んでいくスタンスがいいのだろうなと思っていました。その矢先に、千葉県の旭中央病院に赴任した際、ビジネスの分野ではコーチングをすごくよく使っているし、これから重要になるからコーチングの講習を受講してみようよと同期に誘われたのがきっかけです。当時は何もわかっていなかったのですが、ちょうど臨床で困っていた矢先に、そういうものもあるんだよと誘われて、藁にもすがる思いでした。

大塚　コーチングはどうやって勉強されたのですか？

横尾　私はコーチ・エィさんという会社に申し込んで受講した経緯があります。いくつかコーチングを教えている会社はあるのですが、そこで定期的に電話会議のようなもので講習を受けたり、あとは実際にプロのコーチからマンツーマンでコーチングを受けたり、課題をしてということをやっていました。

他にも書籍で学んだり、週末だけの講習などで学ぶなど機会はいろいろあると思います。

大塚　コーチングには民間の団体が授与するような資格のようなものもあるということですね。

横尾　はい。あります。ただ、国家資格のようなものではないので、いろいろな資格が乱立しているのが現状ですね。

◆臨床でのコーチングの実際

大塚　先生がコーチングを学んで、糖尿病の患者さんへの指導法などは変わりましたか？

横尾　そうですね。**患者さんのいろいろな言い分や価値観を最初に聞こうという姿勢が持てました。**目の前の患者さんに興味を持つ、どうしてこの人はいつも薬を飲まないんだろう、血糖記録を忘れてしまうのだろうというところで、昔はきちんとやるべきだというのが前提で、できないとは何事だという感じだったのですが、実はそこに意外な理由や背景があったりします。**患者さんだけでなくて医療スタッフにも、友人・家族にも、人に対してすごく関心や興味をより持つようになったような気がします。**

大塚　なるほど。具体的にどういうアプローチをして糖尿病の患者さんにコーチングしているかを教えて下さい。イメージはなんとなくはつくのですが、どう対応されているのかを知れたら面白い。

横尾　患者さんが糖尿病という診断がついたことについてどう思っているか、**本人の病気に対する受けとめをまず聞くようにしています。**症状もないし、全く実感がないという方もいらっしゃいます。やはりこれまでの不摂生がたたったんだとすごくショックを受けている方、遺伝したのかなとか、思いのほかすごく悲嘆している方もいます。糖尿病にはやはり治

88002-900 JCOPY

るという概念がないので、ご自身で調べてきた方も「治らないんですよね」と。受けとめ方がいろいろ違って、それによってアプローチも、やはり全く変えていかなければいけないですよね。

あとは、いろいろ課題がある患者さんに対して、タバコもやめてほしい、やせなければいけないとか、間食もジュースもやめてほしいというときに、今までは「とりあえずタバコをやめましょう」と、一方的にこちらが提案をしてしまっていたのですが、患者さんによってすぐにできることとできないことがありますからね。今、何が一番気になっていますかとか、手をつけるとしたら何が最初だったら無理なくできそうかしらというふうに、患者さんの意思や希望を確認して、なるべくそれに沿った治療方針にしていくと、患者さんも取り組みやすくなるように思います。

大塚　今、先生がお話しされた病気の受けとめ方というのを、僕は患者さんに聞いたことがありませんでした。例えば糖尿病の場合、糖尿病と診断がついてどう感じましたかと、先生が直接聞くということでしょうか。

横尾　そうですね。あとは糖尿病について、どんなことを今の時点でご存じですか、どんなイメージを持っていますかとか、治療の目的、ゴールは知っていますかなどを聞きます。

多くの方は血糖を下げることですよねとおっしゃるのですが、一歩先を見据えて、合併症を予防するのが目標ですよねとか、そこまで理解している方も中にはいらっしゃいます。

◆コーチングとSDMとの共通点

大塚　お話を聞くと**共同意思決定（shared decision making／SDM）に近い考え方**かなと思いました。先生はコーチングとSDMはどういう位置づけで考えていらっしゃいますか？

横尾　すごく共通しているところは多いですよね。目標を立てていく、具体的にどういうふうに治療していくかというのを一緒に話し合って決めていくところとか。

インフォームドコンセントといっても、少し一方的な感じがします。こちらが説明して同意さえ取れれば、一応、インフォームドコンセントになるのですが、SDMは一緒に話し合って決めていく。

あとは定義によると、SDMの場合は、いろいろな複数の医療スタッフが関わるなどということも書いてあったりします。まさに糖尿病のチーム医療などもそうだなと思いますね。栄養士とか薬剤師、看護師も関わりますので、非常に近いものを感じています。

◆薬をいやがる患者さんへのアプローチ

大塚　ありがとうございます。症例に移っていきたいのですが、先生のご専門の糖尿病の患者さんですと、今はなんともないし薬を飲みたくないとか、注射を打つのは嫌だとか、そういう相談事があるのではないかと想像しているのですが、どうでしょうか？

横尾　実際あります。注射だけはやりたくないとか。糖尿病はいろいろな経口薬を組み合わせて使うのがスタンダードなのですが、薬の種類が増えることに関してすごく抵抗を感じる方もいます。こちらが決めずに、一応、食事運動療法、薬物療法というのがあって、それぞれの治療についてどう思われますかとか、やはりインスリン導入が必要だなという方にも、インスリンにどんなイメージがありますかとか、最初に聞くようにはしています。

大塚　今回の架空症例の水疱性類天疱瘡は高齢者に多い自己免疫疾患で、体に多数の水疱ができてかゆい病気なんです。軽度であればステロイド外用剤で治まるのですが、やはりコントロールが悪い方もいる。全身に水疱ができて、ステロイド内服で抑えられればいいですが、それでもコントロールがつかなくて、免疫抑制剤を併用する患者さんも出てくるんですね。

そうなってくると薬の種類や量が増え、免疫抑制がかかり過ぎている場合は入院していただく必要も出てきます。薬によって患者さんのＱＯＬが下がってしまうところもあります。この疾患はご高齢の方が多いので、いろいろ悩むケースがあって、こちらもどう説得していこうかということはよくあります。

本やインターネットで調べて、薬の副作用が心配になったりすることも多いんですよね。そのときに、正解はないと思うのですが、患者さんに寄り添うコーチング的な手法で、どうアプローチしていくのがよいのか悩みます。いろいろなパターンがあると思うのですが、先生の場合は、まずこういう患者さんにどう対話をしていきますか？

横尾　たぶん糖尿病と慢性疾患のイメージが似ていると思うので、まず、**治療のゴールを提示するようにします**。基本的に治癒する病気なのか、治癒という概念がない、寛解（かんかい）を目標とするのかというところですよね。

糖尿病だったら血糖をいい値に維持して合併症を予防するのが目標です。あとは治療の見込み、とりあえず飲み薬を一種類飲めばよくなるよなど、あまり楽観的なことは言わない。〇〇さんの場合、その発症年齢とかヘモグロビンＡ１ｃの値、いろいろな合併症から判断すると、おそらく最終的には何種類か飲み薬が必要になると思いますなどと伝えます。

大塚　**見通しを伝える**ということですね。

横尾　そうですね。場合によって、これでうまくいかなかったときはインスリン療法も考えたほうがいいですよと、ある程度見通しを伝えておくと、いざ薬が増えたり、インスリン導入になったときの抵抗は少し減るような気がしています。

類天疱瘡も長期的にステロイド使用が必要か、中止できるのかできないのか、どうしても外用と内用の併用が長期間必要とか、あらかじめわかっている今の段階での見通しをお伝えします。あとは治癒するのかしないのか。治癒はしないけど寛解状態に疾患をコントロールするのが目標なのかとか。

◆ゴールは治癒か寛解か

大塚 治癒なのか寛解なのかというところは、患者さんが知ってしまうと残酷な面もあると思うんですよね。糖尿病の場合、患者さんによっては、「いや、寛解ではなくて僕は治癒したいんだ」と本心では思っている方もいらっしゃると思うんです。

横尾 ええ、あります。

大塚 そのような場合、どう話を進めていくのでしょうか？

横尾 あまりショッキングな言葉は選ばないですよね、明るい面を伝えます。いい血糖値を維持することができれば、健康な人と同じ生活が送れます。失明や透析など、怖い言葉があるけれども、こういうのは必ず定期通院して検査をしていれば前兆が出てくるものだから、急にそうなることは基本的にないですとか。

あとは、今はすごくいい薬が出てきていて、かなり安全で、血糖管理もしやすくなっているとか、医学の治療の進歩のような話もしたりしています。

大塚　それでも、やはり薬を飲み続けなければいけないんですね、とがっかりする患者さんもいそうです。

横尾　そうですね。代替となる治療が、糖尿病だとやはり食事運動療法だけではどうしても厳しいことや、薬に抵抗がある気持ちは理解できるけれど、血糖値が高い今の状態を長く置いてしまうことのほうがデメリットは多いのでなど、そういうお話はしています。

糖尿病の場合はいろいろな飲み薬があるので、最近は週に一回でいいものや、注射もインスリンではない注射で、週に一回でいいものなどもあるので、薬に抵抗を示す方には、具体的に何に抵抗があるかを聞いています。お金がかかるのが嫌なのか、注射が嫌なのか、副作用が怖いのか、職場で飲むのが嫌なのかというところを、具体的に聞いています。

大塚　そうですよね。**「飲みたくありません」とか、「飲むのをずっと続けるのは嫌です」という言葉の裏には、具体的に何が嫌なのかがあるはずで、それを理解せずに「飲んでください」というのは、無理な話ですよね。**

横尾　そうだと思えるように今はなりました。

◆忙しい外来でコーチングを生かす

大塚　ただ、忙しい外来ですと時間がないですよね。飲みたくないですと言われたときに、理由を深掘りすることがなかなか難しいなと思うんです。先生はどうやっているのでしょうか。やはりコーチングを学ぶ中でできるようになったのでしょうか。

横尾　そうですね。時間が限られているのは事実です。例えば、三〇人予約が入っていて、三〇人全部に聞いていたら夜になってしまう。とりあえず緊急性があるかないか、この患者さんはかたくなになってしまっているから、今はいくら言っても仕方がないなというのは、ある程度見分けをつけて、そういう深い話をするのは、一日の外来でも本当に数人です。

あとは今回厳しいなと思ったら、次回の外来のときに少し詳しく話をしたいんですと、前もってお伝えしています。予約時間を最後にしておいたりもしますね。幸い、慢性疾患なので、急激な悪化はあまりない領域ですから、次回の診察前に看護師さんに聞き取りをお願いするなど、大至急でない場合はそういうふうにしています。

大塚　今回の架空症例に対してのアプローチがなんとなくわかってきました。その患者さんがなぜ嫌がるのかというところをもう少し深掘りし、それを理解したうえで、患者さんの負担を減らせるような選択肢をこちらが準備する。あとは、そうしなかったときにもっとつらいことになってしまうんだよということをお伝えするということですよね。

◆信頼関係ができていないときに薬を変えるな

先生のお話を聞いていて、若手に向けてどう指導しようかという点で、アドバイスを頂きたいことがあります。患者さんに、これ以上、踏み込んでも大丈夫か、医者でも感じることができる人と、できない人がいると思うんです。

若い人たち、学生さんや研修医に指導するときに、先生はどう指導されているんでしょう？

横尾　そうですね。やはりある程度患者さんと信頼関係ができていないといけないので、初診や異動で担当が変わった直後に治療方針を変えるのはやめておきなさいということは言っています。

四月で異動して、前の担当医から引き継ぐと、なぜこの患者にこの治療がされていないんだというのが結構目につきます。若手は勉強して新しい薬も知っているので、「ああ、もうこんなのは変えなきゃだめだ」みたいな感じになってしまう。私も痛い思いをしたことがありますが、「前の先生はそんなことは何も言わなかった、私のことをろくに知らないくせに、急になんだ」という感じになることがあります。

ですから、**担当医が変わった直後は、よほどの緊急性がない限り処方や治療方針は何も変えるな**と、私はかつて指導医から習いました。

患者さんが自らいろいろなことを、プライベートなこととかを「先生、実はね」というように、自ら話してくれる関係になっていれば、ある程度いけるのではないかと思います。

あとは、**事前に探りを入れなさい**と話しています。糖尿病の飲み薬についてどんなイメージを持っていますかとか、インスリンの注射はどうですかと聞いて、「あんなものは死んでもやらん」ということを言われたら、当面は厳しいなということになりますし、そこで少し探りを入れておく、その反応で判断していますかね。

大塚　横尾先生や僕はＥＢＭ（根拠に基づく医療）が主流の教育を受けてきた世代だと思います。患者さんの治療に対してＥＢＭがまず頭にあって、それを患者さんができているかどうか当てはめるような診断や治療をしがちです。しかし、コミュニケーションや信頼関係を第一に置いて、そこをまず成り立たせたうえでのＥＢＭでないと、人と人との関係なんてうまくいかないですよね。

若い人が、こういう治療はやりたくないです、という患者さんに、ガイドラインではこうなっているからという真っ向勝負で戦っているところをしばしば見ます。私はそういう患者さんに対して、さじ加減を見ながら、押したり引いたりしながら話をしていくテクニックは身につけてきたのですが、若い医師にどう指導するか困っていました。先ほどの、初診時や交代したばかりのときには処方を変えるな、ｄｏでいけというのは、具体的でみんなに適用できるアドバイスかなと思いました。初対面の患者さんの治療を強引に変えないだけで、だいぶ信頼関係は違いますよね。

横尾　そうですね。処方を変えて、うまくいかなかったときに大きく信頼を失うことになりますから。うまくいけば、結果論としてはいいかもしれませんけれど、ちょっと危険な賭けでもあります。

大塚　僕も主治医として代わったばかりのとき、前の先生の処方が気になります。

横尾　「なんだ、この処方は」ってありますよね。

大塚　ありますが、信頼関係ができていないときに薬を変えると、いいことはないなというのは経験上わかっています。そこは確かに若手へのアドバイスとして使えるなと思いました。

◆根気よく患者さんと向き合うしかない

大塚　あと、今それを説明しないでもいいだろうというときについつい、やる気を見せてと言っては変ですが、説明してしまってトラブルになるようなことも若手はあると思うのです。患者さんとトラブルを起こさないようにするために、信頼関係を築くうえで、初診では処方を変えないというのも一つだと思いますが、何か他にコツのようなものはお持ちですか。

横尾　そうですね。前の担当医を非難しないとか、あとは患者さんが求めていることへの対応は基本です。例えば今の治療で気になっていることはありますかとか、**まず患者さんのニーズを確認しなさい**ということも言っています。

大塚　ニーズ……今回の症例も、薬を死ぬまで飲まなければいけないのですかという質問に隠れた患者さんの不安やニーズを探っていって、それに対してこちらがすぐに解決できないとしても、不安が解消できるように、根気よくコミュニケーションをとっていくようなアプローチがいいのかなと、先生のお話を聞いていて思いました。

横尾　そうですね。たぶん「死ぬまで薬を飲むの？」とおっしゃる方は、きっと何か抵抗、引っかかるものがあるんですよね。だから、お薬に対して何か抵抗があるんですか、気になっていることがあるんですかと、今の自分だったらストレートに聞いてしまいますね。

大塚　わかりました。この症例に関して、うまくできそうな気がします。

治癒が可能な病気なのか、寛解なのかというところは、僕らは医者をやっていて嘘をついているような気がするときがたまにありました。寛解、治らないと言えないから耳障りがいいように言っているだけであって、でも患者さんは、治らないことにうすうす気づいていて、医者にあわせてくれているのではないかという思いもあります。慢性疾患の患者さんを診るとき、いつも自分の中での葛藤でもあるんですけどね。

横尾　できるなら、ドラッグフリーで治癒に持っていきたいという気持ちはありますからね。

大塚　糖尿病をご専門にしていると、慢性疾患を診ている大変さがあると思うんです。でも、**すぐ解決できる問題ではなくて、本当に一つずつ、患者さんが持っている不安だとか要望を聞いて、それに対して一緒に考えてということですね。**

横尾　そうですね。緊急性がなければそうやっていくのが、一番いいアプローチではないかと思います。

大塚　すごく根気がいりますね。

横尾　そうですね。なので、**慢性疾患で一発逆転ホームランは絶対狙わない。**若い人は狙ってしまいがちなんですけどね。

大塚　わかります。

横尾　ここで一発、この変化球をとらえてホームラン打ってやるぞ、というのは、たいていはうまくいかないですね。

大塚　ここはもう根気よくですね。教育と同じだ。

◆治らない病気を抱える患者さんとどう向き合うか？

大塚篤司

◆魔法のような解決策はあるのか

「多くの専門家が悩んでいる問題に、魔法のような解決策はない」。

今回の横尾先生との対談を終えて学んだことは、上記に尽きるだろう。

世の中には、新しい視点を得てスムーズに解決できることと、そうでないものが存在する。患者が医者に特効薬を求めるように、ぼくも横尾先生に「明確な答え」を求めて対談に挑んだ節がある。コーチングという手法を用いれば、慢性疾患の患者さんから発せられる悩みが、魔法のように解決するのではないか、と。ところが横尾先生との対談で見えてきたことは、前述の「**魔法のような解決策はない**」ということだった。会話を深めていけども、そこにあるのは「患者さんが何を考えているのか？」を知ろうとする姿が必要だと思い知らされる。「どうして嫌なのか？」「なんでできないのか？」、それらを患者さんと一緒に考え、時には患者さん自身が気づいていないことまで含め、医者は知っていくことが重要である、と。

話は変わるが、その昔、テレビで放映された悩み相談のコーナーで気になった場面がある。番組では、一般の相談者がつらく悲しい状況を吐露し、希死念慮ともとれる言葉を口にした。具体的な相談内容までは覚えていないが、それは環境や生い立ちからくる問題であり、相談者は心の病を患っているようにも見えた。カリスマ占い師は話を聞いたあとに、切れ味の良い言葉で正論を相談者にぶつけ、それを聞いた相談者は涙を流し感謝するという流れだった。他の出演者も、一緒になって感動していたその場面に流れたテロップに強烈な違和感を覚えた。

……占い師が相談者の心を救った

ぼくら医療従事者は、同じような場面を診察室で経験することがある。患者さんの悩みに向き合い、時間をかけて話を聞く。「先生のおかげで不安が消えました」と感謝される一方で、根本の原因が解決されない場合は、次の診察でまた同じ悩み相談を受けるのだ。前の診察であんなに時間をかけたのはなんだったのだろう？　と虚しさを感じてしまうこともある。しかし、人間の考え方や行動習慣がそう簡単に変わらないことも、ぼくらはすでに理解している。ダイエットを成功させることがいかに難しく、苦労するか。悪いほうに悪いほうに考えてしまい、その悪循環から抜け出せないときだってある。先に紹介したテレビ番組の違和感は、相談者の悩みは占い師が扱う問題の域を超えていることと、一回の涙で救われるほど簡単なことではない、と感じていたからである。

◆患者さんに根気よく向き合うための覚悟

もしかしたら、ぼくは横尾先生と対談する前に、今回の症例に魔法のような解決策がないことに気がついていたのかもしれない。「根気よく付き合う」以外の正解がないのではないか？　と思いつつ、それでも、コーチングという手法を使えば、「根気よく付き合う」という当たり前のことが、楽できるのではないか？　と愚かな期待をしていたのかもしれない。つまり、手を抜ける何かがあるのではないか、と。

対談を終えて改めて考えてみると、提示した症例のような患者さんと向き合うのが、ぼくたち医療従事者の仕事であり、汗をかくべき部分なんだと思う。そこから目を背けてはいけない。手を抜いてはいけない部分なんだと思う。**コーチングを学ぶということは、根気よく他人と向き合うための覚悟を決めるトレーニングなのかもしれない。**

第四章　冒険のまとめ

① 専門家が直面する問題に対する魔法のような解決策は存在しない。患者の思考を理解し、それを一緒に考えることが重要である。

② 問題の根本解決と一時的な安心は別物である。人間の思考や行動は容易に変わるものではない。

③ コーチングは、患者と根気よく向き合うための覚悟を決めるトレーニングである。慢性疾患の治療において重要なことは、簡単に解決できない問題に立ち向かうことだ。

五章　先生、毎日薬なんて塗れませんよ
―行動経済学で患者は変わるか―

大竹文雄×大塚篤司

【症例】アトピー性皮膚炎の三四歳、男性。幼少期からアトピー性皮膚炎があり、皮膚科に通院していた。母親が治療に熱心であったため、アトピー性皮膚炎の皮疹はコントロール良好であった。地元の大学に進学し、二〇歳を過ぎたあとも母親は受診に付き添っていた。診察室で話をするのは主に母親であり、本人は聞かれたことに返事をする程度であった。就職にて一人暮らしを始め、皮膚科への通院は途絶えていた。アトピー性皮膚炎は徐々に悪化したが、市販のステロイド含有クリームを外用して経過をみていた。最近、市販の薬でもアトピー性皮膚炎の症状が改善せず、見るに見かねた配偶者が患者を

連れて受診した。その後、通院をするようになったが、不定期で薬がなくなってしばらく経ってから来る状態である。さらに、診察終了時間の直前に受付して薬だけもらうとすぐに帰ってしまうため、ゆっくり外用指導ができたことはない。主治医が「きちんと通院して、毎日薬を塗らないと良くなりません」と説明したところ、「先生、毎日薬なんて塗れませんよ」と言い返されてしまった。仕事が忙しいため、定期的な通院も難しいという。

◆行動経済学をどう医療に生かすか

大塚　今回は「医療への行動経済学の応用・アプローチ」というテーマで大竹先生にアドバイスをいただこうと思って対談をお願いしました。

まず初めに「行動経済学」はどういう学問か教えてもらってもよろしいでしょうか？

大竹　**「行動経済学」は心理学や社会学の成果を経済学に組み込んだもの**です。そして「伝統的経済学」とどこが違うかというと、「伝統的経済学」では非常に狭い意味での合理的な個人を想定している。得られる情報を完全に利用して、合理的な推論を行って意思決定をするという特性に加えて、利己的な人を想定しているのが「伝統的経済学」です。しかし、「特定のケースで予測可能な形で合理的な意思決定からずれる」というバイアスが存在することが心理学の成果でわかってきています。「行動経済学」はそれを組み込んだ学問といえます。「利己的な個人」という前提についても、社会学や心理学の成果で利他性や互恵性がありますから、それを経済学に反映したものともいえます。

大塚　行動経済学を日常生活で身近に感じる場面は何かありますか？

大竹　応用されている典型例では、コロナ禍で人との距離をとるために足跡マークで行列になるところの距離を示すのが「直感的な意思決定」です。人との距離をとってくださいという表示よりも足跡マークを使うほうが、私たちはそれに従いやすいというのが、行動経済学の応用例になります。

それから**行動経済学的なバイアスの典型例としては「先延ばし行動」**といわれているものです。ダイエットを明日から始めると言い続けることもそうですし、夏休みの宿題を最後にやる人が多いのも同じで、夏休みが始まる前は最初の頃にやろうと思っていた人がけっこう多いけれども実際にするのは最後である。これは合理的な意思決定のモデルからはなかなか説明できない現象になります。

◆ナッジを知る

大塚　私も大竹先生のもとで『医療現場の行動経済学』の執筆に参加し、あとは研究会などで学ばせてもらいましたが、行動経済学では「ナッジ」がおそらく重要な考え方かなと思います。ナッジについても簡単にご説明いただいてもよろしいでしょうか？

大竹　**ナッジは金銭的インセンティブや法律で規制するのではなく、情報提供、選択肢の提示の仕方で予測可能な形で、より良い選択をしてもらうもの**です。それがナッジの定義になります。先ほど申し上げた足跡マークもそうですし、損失を強調した表現にするのか、利得を強調にした表現にするのか、それから典型的には「デフォルト」といわれているものもあります。自分から積極的に意思表示をしない場合、どういう選択をしたことになるのかというものです。

例えば、臓器提供の意思表示は、日本の場合、サインをして初めて臓器提供の意思があると見なされますが、サインをしていない場合は、そういう意思がないと自動的に見なされます。これはデフォルトが「臓器提供をしない」というものになっている。それを逆にすることも当然できるわけです。

大塚　動画などで時々お話されている、「ナッジは四分類できる」というお話が記憶に残っています。先ほどご紹介していただいたのが**「損失の強調」**と、**「デフォルト」**で、あと二つが**「他人との比較」**と**「コミットメント」**だと思います。損失の強調は、おそらく**「プロスペクト理論」も関係している**かと思います。一つずつ説明をお伺いしてもよろしいでしょうか？　損失の強調からまずご説明をお願いいたします。

大竹　利得を強調するか、損失を強調するかというときに、損失を強調したほうがそういう行動をとらなくなるという特性があります。なぜかというと、私たちには**「損失回避」**という特性があるからです。同じことでも、比較対象とするものをどこに設定するかで、利得を強調することも損失を強調することもできます。しかし、損失を強調すると、その行動はとりたくないと思うようになります。だから望ましくない行動をとると大きな損失を被るということを強調した表現にすると、その行動をしないというケースがあります。

医療分野だと八王子市が行った実験が有名です。大腸がん検診の検査キットを送って、「今年度検査をしないと、来年度以降お送りすることができません」という損失を強調したパターンのほうが、「今年度受診されると、来年度以降も検査キットをお送りします」という利得を強調したものよりも検診の受診率が高かった。これは自分の権利を損失してしまうということを強調したメッセージが効果的だということの例になります。

大塚　損失の強調はよくわかりました。「他人との比較」は日本人ではよくみる傾向が強いと思いますが、ご説明いただいてもよろしいでしょうか？

◆多数派を強調する

大竹　日本だけではなくて世界各国どこでも他人と比較しますが、比較するポイントが違うことがあります。けれども、どの国でも人々は社会規範に従うという特性があります。**同じことであっても「多数派がこういうことをしている」というような表現にすると、人々はその社会規範に従いたいと思う**のです。

私たちは、望ましくない行動をしている人が仮に少数派であったとしても、例えば「三〇パーセントの人たちが望ましくない行動をしています」という表現を使いがちです。お医者さんたちも「本当は治療薬としてこういうものが望ましいけれども、民間療法をしている人が三〇パーセントもいます。やめましょう」ということを言いがちだと思いますが、それは間違った社会規範を広げてしまう。三〇パーセントの人がそういうことをやっているのだったら私もやっても構わないというようになります。逆に「**七〇パーセントの人は、科学的、医学的に正しいとされている治療法に従っています**」という表現をするほうが、多くの人はその方法を自分もやりたいというようになるのです。

だから**周囲の人たちがどういうことをしているのかについて多数派を強調して、そうでない人たちは少数派なのだということを表現するだけで、行動変容につながりやすい**ということになります。

大塚　大竹先生は新型コロナウイルス感染症対策分科会にもご参加されていますが、コロナ禍のステイホームが叫ばれていたときに、よくテレビで外出している人が映し出されましたが、逆効果ということですよね。

大竹　まさにおっしゃるとおりです。外出している人のほうが取材しやすいのです。家にこもっている人にわざわざ取材をしにいくのは難しいところがあります。そのため社会規範から外れている人たちを大きく取り扱うことで逆にそれが社会規範となってしまうということが多い。相当気を付けておかないと、私たちはついそういう表現をしてしまいます。

◆コミットメントを活用せよ

大塚　ありがとうございます。次に「コミットメント」ですが、コミットメントというと、僕はついテレビCMのダイエットを思い出してしまいますが、これはどういうことでしょうか？

大竹　私たちは先延ばし行動をしてしまうということを申し上げました。先延ばしとは、本当はあることを成し遂げたいと思っているけれども今日から始めるのは嫌だ、今日は他のもっと魅力的なことをしたいので本来成し遂げたいと思っていたことを明日から始めようと思うことです。ダイエットであれば体重を減らしたいと思っているけれども、それは今日からではなく今日はケーキを食べたいと思う、ダイエットは明日からにしようというのが永遠に続くということです。

その対策としては、**将来の選択肢をあえて狭めてしまう方法**があります。例えば、運動をするケースだと、ジムの予約でキャンセルできないような予約の取り方をあえてするのがコミットメントなのです。そうすると仕方なしにその行動が必ず実現できるわけですが、これは伝統的な経済学から考えると良くないはずなのです。選択肢は広いほど良いわけで、あえて今、将来の選択肢を狭めてしまうことは、あまり合理的な行動ではない。けれども、先延ばしをしてしまうことがわかっているのであれば、そのときの誘惑に負けてしまうよりは、選択の自由を狭めてでもコミットメントしたほうが結果的に良くなるということになります。

大塚　テレビでやっているダイエットのＣＭも、コミットメントは同じような考え方なのでしょうか？

大竹　そうですね、ダイエットのためにジムに行く場合、普通はお客さんのほうがコミットメントをするわけです。例えば、前払いをして必ず行きますよという形でコミットメントするのはお客さんのほうです。ジムであっても英語学習であってもそうですが、先払いをしてコミットメントしてしまうわけです。しかし、それだと実際にはうまくいかないのも、そこにもまだ現在バイアスがあってコミットメントしたら必ず従うだろうという楽観的なバイアスがあるからです。つまり自分からのコミットメントでは不十分なのです。

そこでCMで有名になった企業が考えたのは、今度はコミットメントを、お客さんではなくてジムのほう、会社側がコミットするという形にしたわけです。それは新しいわけですが、単にコミットメントだけではなくて、いろいろなことが派生しているのです。トレーナーの方はそのコミットメントを達成するために、お客さんに対して一生懸命指導をする形になります。何か一生懸命に特別にやってもらっているとお客さんが感じると、そのトレーナーのために何かしたいというように、**互恵性をうまく利用**しているのです。自分自身だけのためというようになると、それはもういいやとなるのですが、自分に特別にしてくれているトレーナーについて客はその期待に応えたくなるというのが裏に隠されたメソッドになります。

それは医療でも同じことが言えると思います。これも医療の実験であるのですが、服薬指導で、ちゃんと薬を飲んでくれるかどうかというのは非常に大事な問題になります。**服薬や運動により患者さんに何らかのコミットメントやインセンティブを与えるだけではなく、お医者さんにもコミットメント、インセンティブを付けると、お医者さんも一生懸命やってくれます。お医者さんが一生懸命やってくれると患者さんもそれに応えたいと思う**ところがあって、**両方にインセンティブを付けるのが一番効果的**です。それと同じことを考えているのだろうと思います。

◆自分のためだけという特別感の演出

大塚　ありがとうございます。いま大竹先生からお話があった「互恵性」は、今回の症例ですごく使えるところかなと思いました。

では今回の症例をご紹介します。これはモデルケースになりますが、アトピー性皮膚炎の患者さん、三〇歳代の方です。もともと小さいころからアトピーがあって、お母さんが治療熱心だったので、本人は何もしないでもうまく治療はできていた。それが社会人になって悪くはなってはいるのですが、生活、仕事は何とかできている。その後、ご結婚されて、今度は奥さんがお母さんのように自分のアトピー性皮膚炎をコントロールしてくれる。「悪くなったら病院に行きなよ」とか声を掛けてくれるということで、病識があまりない。自覚がないとも言えますが、何とかなってしまっているし、誰かがいつも声を掛けてくれているのでやり過ごせてしまっている患者さんのケースです。

皮膚科の場合、塗り薬で、「毎日など塗れません。通院もままならない」という患者さんは非常に多くいらっしゃって、悪くなったら来て薬だけもらって帰っていかれてしまう。時間はないので次の予約も取れないという患者さんに、どこからアプローチしていこうかといつも悩むケースです。

先生のお話を聞いて、まずこちらが一生懸命やれば、患者さん自身もそれに関して何か返さなければいけないという互恵性が出てくるのかなと思ったのが一つ。あとインセンティブに関しては、例えば医師がインセンティブをもらうのはなかなか難しいと思うのです。

そうなってくると、看護師さんなどに協力してもらって、外用薬に対する成果などを指導してもらい、一生懸命に塗ってきてくれるようになったら看護師さんにインセンティブを何か出すという形にすると、ちょっと前向きになれるのかなと思ったのですが、こういったケースの場合、先生だったらどのようなアプローチを取りますか?

大竹　おっしゃったとおり、互恵性を使っていくのはよくて、自分だけにしてくれているのだということをどのように見せるかが大切です。実はそれは業務の一環でやっているのかもしれないけれども、受け手には**特別に自分のためだけに努力してくれているというように思わせることがポイント**だと思います。

ＬＩＮＥでの勇気づけなどＳＮＳを使っていくのもそうですし、看護師さんへのインセンティブでも互恵性を使っていくのは一つです。金銭的なインセンティブだとすぐに慣れてしまうところがありますから、本当にそれは感謝を示すようなものが実は効果的です。

私が好きな論文で、予約したのに来ない患者さんを減らす取り組みで、受付係に予約番号を言ってもらい患者さんに書き留めてもらうという介入をやったときに、うまくいきませんでした。受付係が指示を守っていなかったからです。そこで受付係に、シュークリームを渡してお願いすると、やってくれるようになった。ただ、シュークリーム相当分の金額だと二〇〇～三〇〇円という話になって、二〇〇～三〇〇円あげてお願いと言ったら、たぶん誰もやってくれないと思うのです。そういうときに、**プレゼントだと思ってもらえるようなものがすごく効果的**なわけです。

だからちょっとしたものでも、プレゼントとして、病院の中で表彰することもそうですし、ちょっとしたものをあげる。金銭だとすぐに慣れてしまうという問題点があるうえに、安過ぎるとばかにしているのかと思って逆効果なので、そこはインセンティブというよりはギフトを使っていくことが重要かなと思います。

もう一点、患者さんが予約をなかなかしてくれないということがあるかもしれませんが、本人に予約日を書いてもらう、**予約をとにかくしてもらうことがすごく効果的**です。**一度してもらうと今度は予約変更をするのが面倒くさくなるので、必ず予約を入れてもらうことをルーティンにするのがよい**のではないかと思います。

◆患者の家族を巻き込めるか

大塚 コミットメントを活用するということですね。なるほど。例えば、この方は奥さんがけっこう熱心な患者さんですが、ご家族を巻き込んで、うまくナッジをきかせるという方法もあるのでしょうか。これはなかなか難しいでしょうか？

大竹 例えばコミットメントを家族でやるのは、それを守らなかったときに自動的に罰則がくるようなものは家族内では簡単に反故にできてしまうので、なかなか難しいですよね。けれども、呼び掛けてもらうのは可能だと思います。

それから予定を立てるときには家族で話し合いながら予定を立てますが、いろいろ障害になるようなことがいっぱいあるわけですよね。このときはご飯を作らなければいけないからどうのこうのとかということがあったら、家族でこのときは違う人が担当するというようなことを決めておくというのが障害の克服になります。だから、何がボトルネックになって病院に来てくれないのかとか、薬を塗らないのかということによるかと思います。ボトルネックになっているものがあったら、何か違う誘惑があるのであれば取り除くということになりますし、忘れるということが問題だったら忘れないように家族でルーティンにしていくというのは重要だと思います。だから**何が原因になっているのかを探し出していく**ことが必要です。

◆今やっていることを褒める

大塚　アトピー性皮膚炎の領域だと、あまり悪くなると心血管系の病気が発生するという相関関係も言われています。例えば患者さんに「あまりひどくなると心臓の病気を発症するかもしれません」という損失回避を促すような説明の仕方は、実際どうでしょうか？

大竹　緊急状態、その一歩手前だと、たぶんそれは有効だと思います。その場合は、必ずこうしていたら解決するということを提示してあげないと恐怖だけが残ってしまうということが損失回避型メッセージの問題点です。**一回限りのことであれば、損失回避型のメッセージはすごくいい**のです。先ほど紹介した八王子市の大腸がん検診の例は毎日検査しなくてもいいですよね。毎回恐怖を受けながらそれをやるのであれば、私たちはそれに対抗しようと思い、恐怖心を取り除くために怖くないというように思いがちです。だからすぐ慣れてしまうのです。

ですから、こうしていくと良くなるということは繰り返し言ってあげてもいいわけです。「放っておくと心血管系の病気になりますが、毎日やっていくと、その可能性が確実に改善していきますよ」とか、**このままだったらこうなるという状況で改善する方向を何か言ってあげるほうがいい**のです。これで良くなるのだという表現をしないと。私のいろいろな研究でも損失回避型メッセージは短期的には効きますが、すぐに消えていくことがわかっています。

お医者さんはそのとき効くからついその表現をしがちです。お医者さんだけではなくて警察でもそうでした。確かに**緊急事態では「それをすると死ぬよ」というのはものすごく効果があることは間違いないですが、それを何回も言われると、もうそこに行きたくないというふうになる**のです。

大塚　確かになりますね。

大竹　やはり**ポジティブな表現に変えていくことが大切**です。言われて楽しいことだったら、**お医者さんに行ってちょっと褒められたい**というように思うようになります。生活習慣に関わるような継続的な治療のときには、何か良くなっている、確実にここまで毎日やってくれたからそれが素晴らしいというようなことをできるだけ言ってあげることが効果的かなと思います。

私もいくつかの研究で、損失回避型メッセージは確かに瞬時的にはすごく効きますが、あっという間に効果がなくなるという経験があります。逆に利得メッセージは瞬時的には弱いですが長続きする。言われてみたらそのとおりですよね。いつも怖いことを言われるところは行きたくないし忘れたいと思ってしまう。

よほどの状況のときは損失恐怖メッセージが必要なときもあると思います。命が危ないというときにのんびり言っていたらだめだというのは間違いないです。しかし、**皮膚科の場合は習慣型で長くしなければいけないので、毎日何かをしているというだけで、「しているということ自体」を褒めてあげることが大事**です。

長期的に改善するかどうかを指標にすると、努力してもすぐには改善しないことはありますが、とにかく続けているというだけで心血管系疾患の可能性はだんだん低くなっていますよということを言ってあげることが大事です。長期の成果というのは、私たちは割り引いてしまうので、今やっていることを褒められるということが非常に重要だと思います。

◆医師のアドバイスは効果がない

大塚　ありがとうございます。同じような他の重症の患者さんで頑張って治療した人が良くなったというような話をしてやる気を出してもらおうということも私はするのですが、他の患者さんの成功例を出すなどは実際どうでしょうか。少しは効いているのかなと思うのですが、問題点などもあるのでしょうか？

大竹　非常に効果的だと思います。社会規範ナッジに近い。私たちは絶対的な水準で判断ができなくて、似たような人と比べて、良い・悪いということを考えますから、**自分と比較**

できるような人について情報をもらうということは非常に効果的です。そのときに、患者さんよりもちょっと症状が悪かったけれども良くなったというのは損失回避がそこで効いてくるのです。

競争相手でも、自分よりも良い人がもっと先にいっても別に何とも思わないですよね。けれども、自分よりもちょっと悪かった人が自分を追い越していくのは非常につらいところがあります。同じグループ、あるいはちょっと下の人が改善していると、自分もそれに追いついていきたいと思うので、そこを使うことは重要かと思います。**嘘にならないように、比較対象集団をうまく使っていくことは重要**です。

いろいろな研究結果から、ライバルをどう設定するかということが大事です。脱線しますけれども、例えば、私たち大学の教員が大学生に、こうしたほうがいいですよと言う、会社でも非常に上のほうの上司がアドバイスをするよりは、近くの先輩がアドバイスしたほうが圧倒的に影響力があるわけです。

それはなぜというと、彼らにとって先生たちは比較対象ではないわけです。別のグループで、その人たちが良いとか頑張っているとかというのは何の参考にもならない。患者さんからしたら、同じような症状の患者さんがどうだったということになります。その患者さんが直接言ってくれるのが一番効果がありますが、「そういう人がそう言っていたよ」というのも非常に効果がある。だから先生たちはロールモデルでも何でもないのです。

大塚　患者さんたちを集めて患者会みたいなもので、こんなにひどかったけどうまくいったという会などはすごく効果が高いのですね。

大竹　そういうことだと思います。**先生のアドバイスは全然効果がない**というか。大学だけではなくて会社でも同じですし、患者さんたちでも一緒だと思います。「それはそうでしょう。先生は別ですから」という感じになるのです。

医学でも、私たち経済学者でも先輩たちが言うことには間違いがいっぱいあるし、われわれが言ったほうが正確な情報が届くのにというもどかしい思いをすることはありますが、受け取る側は全然違う。間違った情報はできるだけ少ないほうがいいとは思いますが、**受け手が重視することを知っておいたほうがいい**かなと思います。

◆医師からデフォルトを変えていく

大塚　ナッジの四分類をベースにお話を聞いてきました。四つめの、患者さんにデフォルトを変えてもらうということができないかなと考えています。

先ほど臓器移植のお話がありましたが、デフォルトの変更は一体どうしたらいいだろうと考えます。しかし、患者さん側にあてはめるのは結構難しいなといつも思うのです。患者さんのデフォルトを変えるよりは、どちらかというと、**医療従事者側のデフォルトを変えるのが大事**で、われわれが古い治療法のまま治療してしまうと治る確率が低くなるのではと思います。アトピー性皮膚炎の場合、最近は二年から三年に一度、治療ガイドラインはアップデートされています。例えば重症患者さんへの治療に注射が使われます。このことを知って、我々のデフォルトになれば、患者さんの治療も注射に変わっていくということがあり得るかなと思うのです。

ですので、どちらかというと患者さん側ではなくて医療者側が新しい治療に対してアップデートしていく、デフォルトを変えていくほうが重要なのかなと漠然と考えています。大竹先生からみて、医者・患者側にかかわらず、デフォルトを変えることで治療が変わっていくことについて、お考えはありますか?

大竹 有名な研究に抗菌剤の使用があります。例えば風邪に抗生物質は意味がないけれども処方するお医者さんがまだ結構いる。そのときにデフォルトを、そういう症状のときに抗生物質を処方することが簡単にはできない、例えば、なぜ推奨されないものを使うのかというメッセージを電子カルテ上で表示させるようにする。あるいは、今どこの電子カルテもそうなっていると思いますが、ジェネリック医薬品がデフォルトで出てきて、新薬の場合には選び直さないとだめだという形の電子カルテの設定は、まさにお医者さん側のデフォルトを変えるということだと思います。

ですから治療法について新しいガイドラインができるときには、何か説明をしなければいけないとしていくことが一番効果的かなと思います。大学病院だったら、カンファレンスでそういう説明をするわけです。そのときにできるだけガイドラインがデフォルトで、それと違うことをしたときには説明をするということが大学病院ではできるでしょうし、一番いいのは電子カルテ上のシステムにどんどん組み込んでいくことかなとは思います。

患者さんの場合も、どちらかを選ぶ場合に、デフォルトを提示しておいて、こちらも選べますよというような表示の仕方に変えるのは非常に効果があります。完全に並列で治療法を説明するより、「標準治療はこちらです。しかし、この治療法を選ぶこともできます」という形の提示の仕方は許される範囲かなとは思います。

予約もそうですよね。「原則、次に来てもらうのはいついつです。もちろん事情によってはもう少し間を長くすることもできます」というような表現はデフォルトになると思いますし、「薬を毎日これだけ塗ってもらうのが標準です。どうしてもという場合はこういうこともありますよ」という表現を使っていくこともデフォルト設定の一種かなと思います。

◆リバタリアン・パターナリズム

大塚　これまでのお話ですが、おそらく「リバタリアン・パターナリズム」とつながってくると思います。リバタリアン・パターナリズムはどういうものかご説明いただけますでしょうか？

大竹　「パターナリズム」は昔の医療の考え方で、医療者が患者のために最善と思うことを患者の選択の自由なしにやり方を決める、温情主義というものですよね。それに対して患者の選択の自由が完全にあって、医療者は情報提供するだけというのがリバタリアンの考え方になります。

一方、リバタリアン・パターナリズムは医学的に望ましいとされるものがわかっているときには、その選択肢を選びやすくしてあげます。強制はしないし選択の自由はあるけれども、選択肢の提示の仕方、あるいはデフォルト、表現で望ましい選択肢を選びやすくしてあげるというのがリバタリアン・パターナリズムです。

昔の医療のように、医療者が望ましいと考える治療法以外はありません、患者は何も知らなくてもいいという考え方ではなくて、インフォームドコンセントの考え方に基づいているけれども望ましい選択肢をしてもらえるような情報提供を行い、一方で拒否する自由はあるというのがリバタリアン・パターナリズムの考え方になります。

◆「○○を控えてください」をやめてみよう

大竹　私がぜひ伝えたいことは、**医療者の方は「○○を控えてください」と言いがちですが、それは非常に損失を感じさせるメッセージなので、やめられる場合はやめていただいて、「○○ならできますよ」という表現にしていただきたい**ということが一つ。

それから、**「ちゃんとしてくれない人が○%もいます」という表現はやめていただいて「ほとんどの方はこうやってうまくやってくださっています」という表現をできるだけしていただく。**あるいは「似たような症状の方でこのようなことをして、うまくいった方が多いですよ」という表現です。でも、やはりお医者さんは「全然塗らなくて悪化しちゃった例があるんで気を付けてください」とおっしゃると思うのです。

大塚　言います（笑）。

大竹　その気持ちはよくわかるのですけれども、それを言われると、他にもそういう人がいるんだとか、少々やっても大丈夫だとか、怖いことばかり言われるから行きたくないとかになってしまう。そうとしか言えない場合ももちろんあるのはよくわかるのですが、**違う表**

現をすることで、お医者さんのところに行って治療を受けることがもうちょっと楽しくなるような表現を使っていただければと思います。

大塚　悪いところに目がいって、褒めるのを忘れてしまうのです。

大竹　本当にそうです。私も自分の子どもにはぜんぜんうまくいかなかったですからね。もう少し行動経済学を研究してから子育てすればよかったと思います。反省ばかりなので、ぜひその反省を、皆さんにこうはならないようにというので伝えたいなと思っております。

大塚　とても勉強になりました。反省しなければいけないなと思うところも多々ありました（笑）。ありがとうございました。

◆薬を塗ってくれない患者さんにどう向き合うか?

大塚篤司

◆ナッジで患者を変えられるか

本症例は、薬剤だけを不定期に取りに来るコンプライアンスの悪いアトピー性皮膚炎の患者である。幼少期より母親が治療に熱心だったが、患者本人に病気の自覚がないまま社会人となった。成人後は、配偶者が母親に代わってアトピー治療の責任を担っており、患者の病識は乏しいままである。こういったケースは、皮膚科診療においてしばしば遭遇する。

思春期に差しかかる前から、外用療法などは本人が参加するように指導したほうがよいと著者は考えているが、紙面の都合上これ以上の議論は避けたい。あくまで成人後、外用治療に積極的ではない患者にどうアプローチするかが本稿のテーマである。

医療従事者側の視点に立つと、薬剤のみを求め、診察時間が短時間で終了する患者は、忙しい診療を考えるとプラスの面も存在する。しかし一方で、有効な治療ができていない本症例では、医療リソースを有意義に活用できているとは言いがたい。そこで、「行動経済学」

図　ナッジの４分類

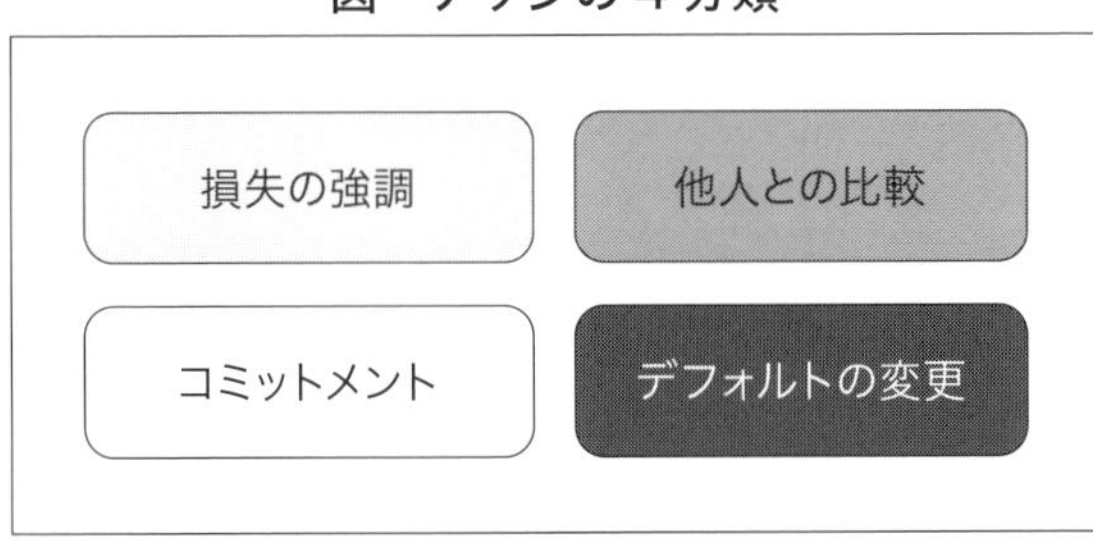

佐々木周作：「政策現場のための行動経済学入門【後編：ナッジ】」より改変

を用いて、患者変容をどのように促すかを検討したい。

対談でもあったように、行動経済学を用いたナッジには図のような四分類が存在する。

◆自分と近い人と比較せよ

この中でまず、「他人との比較」を用いて患者の治療意欲を引き出したいと思う。対談の中で、他の患者さんの例を持ち出し、症状が悪かった人も今ではすっかり良くなった話をすることを提案した。これは著者もしばしば使う方法であるが、反応に個人差がみられる。さらに効果を狙うのであれば、具体的に伝える方法が思いつく。例えば、実際の治療前後の写真を患者に見せながら説明するのはどうだろうか。他の患者さんに協力を依頼し、写真を活用させてもらう。アトピーが改善してく様子を視覚でも訴える。**「あなたもしっかり治療すればこのよ**

うに良くなりますよ」と患者さんに伝える手段は有効だろう。実際、インターネットでは治療前後のしみの写真を公開している美容皮膚科をしばしば見かける。治療意欲をかき立てる有効な手段なのだろう。

しかしながら、このような治療効果の紹介は『薬機法』に反した広告であるということも理解しておく必要がある。患者を病院に集めるために、治療前後の写真を掲載することは法律で禁じられている。**あくまでも、受診した患者の治療意欲を引き出すために、実際の写真を見せるということを忘れてはならない。**

◆患者をこわがらせず褒める

大竹先生が対談の中でおっしゃっていたように、アトピー性皮膚炎のような慢性疾患では、損失の強調は扱いづらい。長期に持続する重度のアトピー性皮膚炎は心血管疾患の発生と相関するデータがあるが、「このまま放置すると心筋梗塞などのリスクが上がりますよ」と患者に説明するのは、望ましくない方法だろう。もしかしたら、患者に対して一回だけなら有効かもしれない。しかし、毎回の診察で損失の強調を行うことは避けたほうがよい。

また対談中に私がコメントした「プロスペクト理論」について、詳しい説明がないまま対談が進行してしまったので、ここで改めて説明する。「プロスペクト理論」とは、二〇〇二年のノーベル経済学賞を受賞したダニエル・カーネマンらが提唱した理論である。例えば、以下の二つの質問について考えてもらいたい。

【質問一】以下の選択肢のどちらかを選んでください。
①無条件で一〇〇万円が手に入る
②コインを投げ、表が出たら二〇〇万円手に入るが、裏が出たら〇円
【質問二】以下の選択肢のどちらかを選んでください。
①無条件で一〇〇万円を支払う
②コインを投げ、表が出たら二〇〇万円を支払うが、裏が出たら〇円

いかがだろうか？　よっぽどのお金持ちでない限り、質問一は選択肢①を選び、確実に一〇〇万円を手にし、質問二は、コインを投げ一円も支払わずに済むほうに賭けたのではないだろうか。皆さんお気づきのように、質問一と質問二は、同じ金額をもらうか払うだけの選択肢の違いである。人間にはなるべく損をしたくない「損失回避」という心理が働くために、同じ金額であっても得をするか損をするかで意思決定が変わってしまう。こういった倫理学的側面を取り入れたものが「プロスペクト理論」である。

このように、損失を強調することで、望ましい意思決定を促すことは可能だ。しかし、医療の現場ではこういった説明は、命に関わる場面だけにとどめたほうがよさそうだ。その代わり、繰り返し褒めることが大事であると、対談の中で大竹先生は言及している。**日常診療に置いても、些細なことから褒めてみてはどうだろうか。**

注意点として、対談の中でアトピー性皮膚炎を改善させることで、心血管系の疾患が減るような表現があった。しかし、これはまだエビデンスのない内容である。心血管系の疾患とアトピー性皮膚炎の重症度には相関関係があるが、因果関係までは明らかとなっていない。そこで、心筋梗塞などの病気ではなく、ヘルペス感染などの感染症を例に持ち出す方法がよいかもしれない。つまり、湿疹を上手にコントロールしていれば、ヘルペス感染を防ぐことが可能であるというようなことである。「いまのようにお薬をちゃんと塗っていれば、ヘルペスなどの感染症を予防できますね」と何度も伝えていくことが有効な手段となりうるだろう。

◆あなたからコミットメントしてみよう

コミットメントを利用して、必ず予約をとっておくことも方法もよい。「また薬がなくなったら来ます」という患者の言葉に対し、**「一ヵ月後に予約を入れておきますので、ご都合が悪ければ変更してください」と返事をする**のはどうだろうか。病院によっては、次回の予約がない再診患者は紹介状が必要となり、初診料が追加で発生することがある。継続して治療をするなら次の予約をしておいたほうがよい、というデフォルトを組み込んでおくのもよいかもしれない。

行動経済学には、人々の行動を好ましいものへと変容させるさまざまなナッジが存在する。これらを活用することで、コンプライアンスが悪い患者の行動変容を促せる可能性がある。しかし、注意しなければならない点もある。「リバタリアン・パターナリズム」は、説明の仕方によっては温情主義が強くなってしまい、患者の選択肢を極端に狭めてしまう可能性がある。あくまでも、患者の意志を尊重し、患者にとって受け入れがたい提案は拒否できる雰囲気づくりが診察室では必要だろう。患者側が、選択の余地がないと感じてしまうような言い回しは控えるべきである。もう一つは、行動経済学のナッジを悪用して、自分の私利私欲のために使わないようにすることだ。これはナッジの反対のスラッジと呼び、倫理的に問題があると考えられている。例えば、インターネットのサブスクリプション（月極の引き落とし）は、契約ページがわかりやすくシンプルなのに対し、解約ページはどこにあるか探すのも難しい作りになっていることが多い。患者さんにナッジを用いるときは、**患者の利益となることを純粋に考えながら実践すべき**である。

第五章　冒険のまとめ

①同じようなアトピー性皮膚炎の患者で、治療がうまくいった前後の写真を提示し、自分も同じように良くなるかもしれないという気にさせる。

②薬を少しでも塗ってくれたときに、「いまのようにお薬をちゃんと塗っていれば、ヘルペスなどの感染症を予防できますね」と褒める。しかも、毎回の診察で褒めるように心がける。

③診察の終わりには必ず次回の予約を入れておく。患者には、「もしご都合悪ければ予約を変更してくださいね」と伝え、月一回の診察をデフォルトとする。

六章　先生、こんなにつらいならもう頑張れません

――組織行動論のモデルを患者のモチベーション向上に活用する――

竹内規彦×大塚篤司

【症例】（特発性後天性全身性）無汗症の二二歳、男性。半年ほど前から入浴時に皮膚がピリピリする感覚が出現した。ストレスを感じたときや緊張したときに、じんましんが体に出現するようになった。八月に入り、暑い時期が続いた際、汗をあまりかかなくなったことに気がついた。体が火照ると肌がピリピリし、吐き気や頭痛などが出現する。じんましんの頻度が徐々に増えてきたため受診した。皮膚科では、特発性後天性全身性無汗症が疑われ、発汗テストを行った。予想通り、全身の広い範囲で汗をかくことができず、また、コリン性じんましんを合併していることがわかった。治療に関しては、ステロイ

ドパルス療法を行ったが無汗症は改善せず、抗ヒスタミン剤内服にてコリン性じんましんは軽快した。その後、じんましんの頻度は減少したが、運動した際の肌がピリピリする感じや不快な気分は改善していない。医師は、これらの症状は汗が出ないことによるものと考えており、運動や半身浴で汗をかく練習（汗腺トレーニング）をするように患者に勧めている。しかし、「少し体が温かくなっただけで、ピリピリしてつらいです。こんなつらいトレーニングは続けられません」と患者は訴える。

◆組織行動論とはどのような学問か

大塚　医療者の中では患者さんが治療に積極的になってくれるかどうかという点で、アドヒアランスやコンプライアンスという言葉があります。コンプライアンスは、患者さんが指示どおり薬を飲めているかどうかをみるもの、アドヒアランスは患者さんが積極的に治療に加わってくれるかというものです。

そのような中で、患者さんのモチベーションとはいったいどういうことなんだろうと、一年くらい前から気になっていました。それでモチベーションについて研究されている方について調べていると、竹内先生が経営学の分野で人をやる気にさせるということを研究されているのを目にしました。経営学がご専門の先生からみると、今回のような（架空）症例では、いったいどのような切り口があるのかなと思い、ご相談しました。まず、竹内先生は「**組織行動論**」がご専門ですが、組織行動論とはどういうものかから教えてもらってもよろしいですか。

竹内　組織行動論は、もともとアメリカで誕生して発展している学問です。今は世界的な広がりを持ち、日本でも研究されていますし、ヨーロッパなどでも非常に盛んに研究されている分野です。簡単に言えば「**組織の中の人間行動**」ですね。組織の中にいる人々の行動を、より正確に的確に理解して、それに合わせたマネジメントを考えていきましょうというのが組織行動論です。

人文系、社会科学系の研究は、ケーススタディなど、どちらかというとナラティブな定性的（数値化が難しい）研究が多いのですが、組織行動の研究に関しては心理学との癒着が非常に強い。なので、定量的な実証研究が中心になります。

医療業界でも同じだと思うのですが、ＥＢＭ（evidence-based medicine）というのがありますよね。われわれも同じＥＢＭですが、evidence-based management になります。

大塚　ああ、なるほど。

竹内　いわゆる**職場の人間行動、組織の中の人間行動を定量的に測定して可視化し、それ**

を経営に生かしていこうという学問を指します。

◆新人とシニアのモチベーションの違いについて

大塚　ありがとうございます。この組織行動論を使った人材マネジメントを主にご専門にされているということでしょうか。先生はこれまで新人の育成をずっと研究されてこられて、今はシニア人材の活用にご専門を広げていらっしゃると思います。まず、新人の育成において、モチベーションという点で、先生の分野ではどういう切り口で対応されているか教えてもらえますか。

竹内　新人の課題で重要なのが、組織に適応していく、組織のメンバーシップを獲得していくことだと思います。特に私の研究対象は、いわゆる新規の学卒者、大学あるいは高校など、学校という構造的な教育環境から、職場という非常に複雑な新しい環境に入っていく。ルールやマナー、文化も全然違います。今まではお金を払って、授業を受けさせてもらっているという感覚だと思うのですが、今度は貢献したものに対して対価を得るという、一八〇度方向性が変わるわけです。

そのためのマインドをどう作っていくかというところが重要です。まず初期のタイミングでは、やはり組織に貢献していくというモチベーションですね。それからあともう一つ、最近は単に組織への貢献だけすればいいのかというと、それだといわゆる社畜化する、会社の色に染まるという形で終わってしまいますが、本人のウィル、意思が重要とされています。例えば、本人のキャリアの成長や成長実感のようなものを、どう組織の中で作っていくかということも、やはりモチベーションの課題だと思っています。それをどう両立するかということが重要な課題ですね。

大塚 ありがとうございます。ダイヤモンド社の「DIAMOND ハーバード・ビジネス・レビュー」で、心の高齢化について先生が執筆された文章を読んだのですが、シニアの方のモチベーションをあげていくことについて、どうお考えでしょうか。

竹内 基本的に行動の原理が変わるんですよね。大塚先生もいろいろな世代の患者さんを診られていて、その中できっとお気づきになっていることもあると思うのですが、**若い世代は何かを得よう、自分に役立つものや自己成長につながるものを得よう、リソースを得ようという、「リソースゲインの最大化」というのが、行動の源泉になりやすい**です。

そして、人は年齢を重ねていくうちに、いろいろな資源を獲得していくわけです。お金も、人間関係も、知識やスキルもそうかもしれない。**次第に獲得していった資源を、今度は逆にプロテクトする、リソースが減っていくことをいかに防ぐかというところに行動の原理が**

移っていく。行動の源泉、焦点がシフト化していくんですよね。

だから、積極的に何か新しいことにチャレンジしたいという意欲は、シニアは減速していく。今まで慣れ親しんだことを追求し、それをリピートしていくことに関しては、すごく関心を持っている方が多いのですが、ただ一方で新しいことにチャレンジすることを積極的にやる方がたくさんいるかというと、それはもちろん個人差もありますが、人間の生得的に、そこの部分のモチベーションは徐々に減速していきます。

◆年齢ごとにアドバイスを変える必要がある

大塚　なるほど。今回のテーマと少しずれてしまうのですが、**若い方とシニアの方では組織の中で、モチベーションを持つ動機が違いそうで**、モチベーションの基となる部分が違いそうだというところがすごく興味深く感じました。

例えば、けがをした方のリハビリテーションの場合、先生のお話をふまえると、若い方は結構うまくいきそうかなと思ったんですよね。

竹内　なるほど。

大塚　もともとチャレンジする、新しいものを得ようという意思が普段から働いている中で頑張ろうというのは、高齢者の方に比べてハードルは低いのかなと思います。逆にシニアの方は新しいことにチャレンジしにくい環境の中でもう一回頑張ろうということは、とても大変なことなのかなと考えました。

今まで一律に、患者さんには年齢を考えずに頑張ってもらおうと思っていたのですが、やはり**年齢とともにその人が置かれている関係が変わってくるので、その人に合った道筋やアドバイスをしてあげないと、結局ついていけない**ということですよね。そのあたりがすごく面白いなと思いました。

◆「チーム医療」の視点から考える

今回の（架空）症例では、先生のご専門に近いところで、「チーム医療」という観点からアドバイスいただきたいです。医療の場合、やはりチーム医療、特にクリニックは看護師さんも、事務の方もいますし、いろいろな方がチームになって、患者さんの治療にあたります。竹内先生は、これまで医療チームのスタッフのモチベーションをあげて、患者さんを治療させていこうというようなことに取り組まれたことや、また、アイデアなどありますでしょうか。

竹内　そうですね。医療機関に対して、直接コンサルティングや助言をする機会は、今まではありませんでした。ただ、社会人向けビジネススクールに、医師の方が学びに来られることは少なくないんです。病院を個人で経営されている方、あるいは個人だけでなく、いわゆる大きな病院組織だったとしても、院長は必ず医師がならなければならない。一方で、経営や人材マネジメントに関して専門的な教育を受けたことがない方がほとんどで、それで経営学修士（MBA）を取得したいとビジネススクールに入学される方が結構いらっしゃいます。MBAコースにもゼミがあるのですが、自分のゼミ生にも医師の方がいらっしゃったことがあります。その方もやはり看護スタッフや、他の医師以外の医療従事者と一緒に、チームで患者さんの満足度をいかに高めていくかがとても重要な課題だというのを認識されていて、そのような修士論文を書かれていました。

今回は症例をご提示いただきましたが、せっかくですので、組織行動、特にモチベーションに関連する理論（モデル）があるので、それにあてはめて考えてみました。

大塚　ありがとうございます。ちなみに、先生はチームと言ったときに、どこまでを含むのでしょうか。われわれがチームと一般的に言う場合、医師、看護師、薬剤師、検査技師などを含むメディカル、パラメディカルの方を含めています。

あと、おそらく先生がこの先、話題にされるであろう、患者さんですよね。医療では「shared decision making」という考え方があります。**そこでは患者を含めてチームとい**

う捉え方をしていることもありますが、まだ普及しているとは言い難い。われわれチームで、チーム医療をしますといったときのチームは、患者を除いた病院で働くスタッフとなります。

竹内　なるほど。私は結構そこがポイントかなと思ったんですね。患者さんを含めたチームで考えるのか、含めないチームで考えるのかによって、患者さんが自分事として治療に取り組むのかそうならないのかという点で大きな違いが出てくるのではないかと思っています。

◆「われわれができる」という感覚

つまり患者さんを含むチームで「われわれができる」という感覚が、すごく大事なのではないでしょうか。

大塚　すごく面白いので、「われわれができる」というところをもう少し掘り下げてご説明してもらってもよろしいでしょうか。

竹内　医師がどれだけ治療行為をしても、患者さん自身がやはり自分事として、その治療に向き合うことが患者のモチベーションという観点からは極めて重要です。

医師だけでなく患者さんも含めて、われわれみんなで治すんだ、治るんだという、そこの信念というか自信みたいなもの、これを作っていくことが大切なんです。これは経営学で「**チーム効力感**」と言います。

本人だけが必ずやればできるんだという感覚・信念は「自己効力感」と言います。これは自身のモチベーションに非常に強い影響を与えます。やってもできないという感覚を最初から持ってしまうと、やはりその後の行動は続かないんです。けれども、やればできるという感覚・信念をしっかりと持っている方は、やり抜く力が強い。

患者さん個人、独りでは病気により肉体的にも精神的にもいろいろな面で自分が非常に衰えている状態の中で、自信を失っている状況です。少なくとも体力、肉体に関して、自信を失っている状況ですので、そこをみんなでできるんだという感覚、私たちみんな、一人称単数の「I」でなくて複数の「We」として、われわれはできるという感覚を作ってあげることはすごく大事なのではないかなと思います。

大塚　僕も「shared decision making」の考え方をしていて、患者さんと治療方針を決めるときに、「チームなので一緒に決めていきましょう」と伝えていたのですが、一緒に頑張りましょうと言っておきながら、治療になるとやはり知識の格差などのいろいろな問題があって、私があなたを引っ張っていきますというところがどうしても出てしまっていた気がします。みんなで何かやり遂げようという意識は完全に欠落していました。一緒にというところがすごく今、腑に落ちました。

88002-900 JCOPY

◆ハーズバーグの「二要因理論」の限界

では、症例を紹介します。今回は、突然、汗がかけなくなってしまうという病気です。汗を作る細胞にダメージがあって、免疫の影響だと思われているのですが、あまり有効な治療法が開発されていない。汗をかく練習という部活動のような治療が選択肢となってきますが、これがまたつらいんです。ただ、それを続けていけば改善が見込めるので、頑張ってやってほしいのですが、患者さんもつらくて続かない。こちらとしても提供できる治療が限られている中で、なんとか一緒に達成してやっていきましょうというときに、ハーズバーグの「二要因理論」（図1）をあてはめて考えてみたんです。

受診される患者さんの衛生要因というのは、すごくたくさん思いつくんです。例えばクリニックが合わないからやめたい、治療がしんどいからもう続けたくない、お金がかかるから嫌だ、看護師さんと相性が悪いとか、そんなのはいくらでも出てきます。

ただ、もう一つの動機づけ要因を患者さんにあてはめようと思うと、本当に出てこない。出世や、知識の向上とか技術の向上とか、この**ハーズバーグの二要因理論をあてはめたときに、衛生要因のみ存在して、動機づけ要因は全然存在しないなと思いました**。それで患者さんにいったいどうやって動機づけをしていけばいいのかというところで、僕は壁にぶつかっ

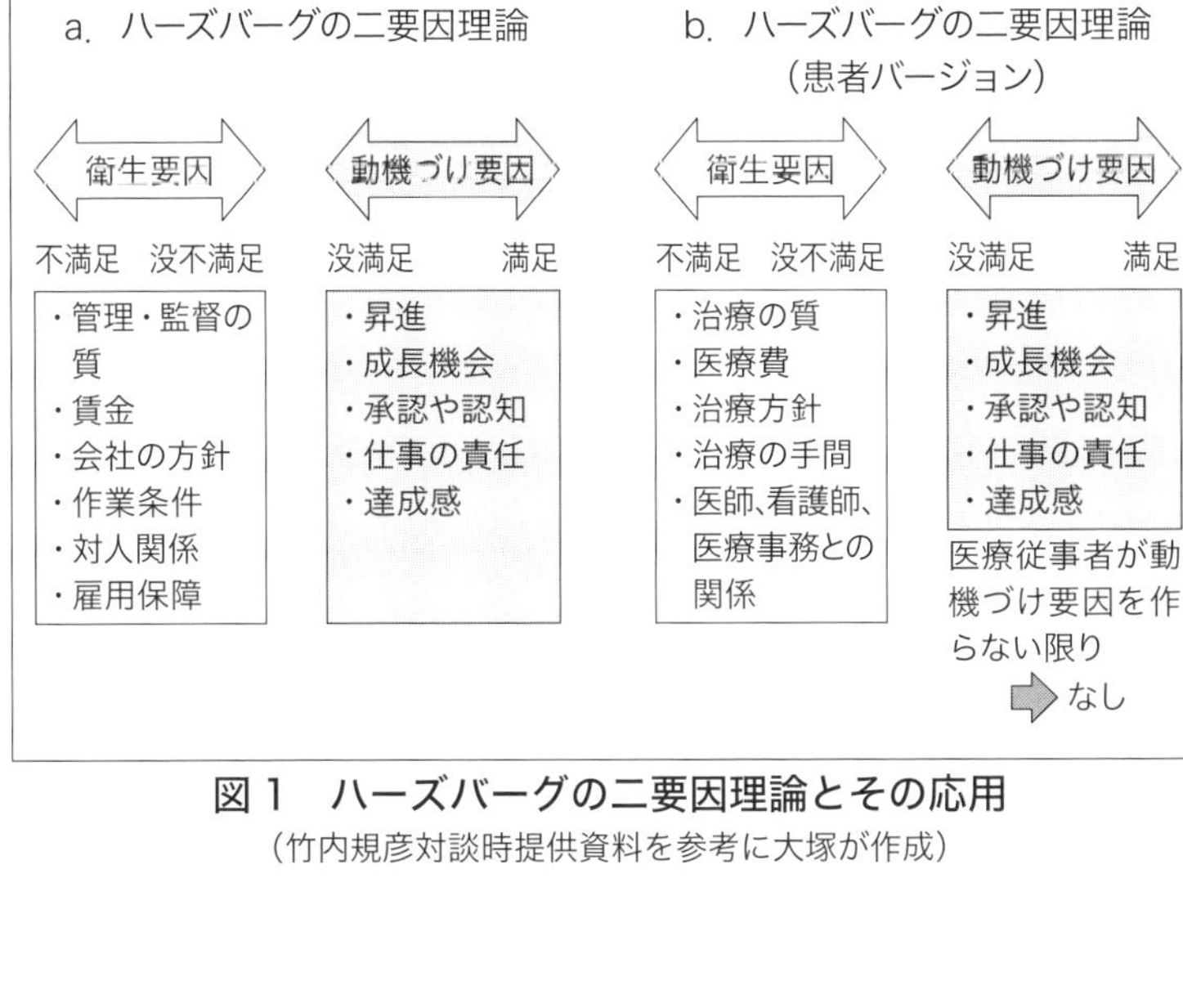

図１　ハーズバーグの二要因理論とその応用
（竹内規彦対談時提供資料を参考に大塚が作成）

ていたんです。そこで、モチベーションの動機づけモデルがあればということでご相談しました。

先ほど一つのアドバイスとして、チーム全体での達成感、ゴールに向かっていくというところをご提案いただいたのですが、そのあたりをさらに教えてもらえますか。

◆仕事要求度―資源モデルから考える

竹内　まず「仕事要求度―資源モデル」について共有したいと思います。**組織行動や心理学の分野でよく議論されている、比較的有望な「動**

機づけの予測モデル」、それが「仕事要求度ー資源モデル」です。名前に「仕事」とついているように、あくまでの職場の中での措置と問題についてのモデルですが、私なりに患者さんの治療の場面に応用して考えたものをあとで紹介させていただきます。

二〇年ぐらい前に提案されたモデルですが、検証や改良が進んで、今日でもどんどん進化しているモデルです。われわれは**job demandsのJDとresourcesの頭文字Rを取ってJD-Rモデル**と呼んでいます。

このモデルは何かというと、**個人のストレスやモチベーションの水準には、基本的に仕事の要求度と資源が相互に関わっているというモデル**です。要求度は本人の能力を超えるような要求、負荷、病気で言えばまさに治療の負荷ですね、肉体的な負荷や心理的な負荷とか。資源はリソースです。これは負荷を緩和させるもの、仕事では自己成長とか、目標達成のようなものに関わり、それを促進するようなものを資源と言っているわけです。

この二つによって個人のストレスやモチベーションのレベルは調節されるというのが基本的な考え方です。ただし、**単に要求度、負荷を減らして資源を増やせば解決するという単純なモデルでもない**。現実問題、職場にあてはめても、医療の現場でもそうだと思うのですが、物理的、構造的な要求、負荷を減らすことはかなり困難だと思うんです。

大塚　なるほど。

竹内　例えば治療法にしても、よほどの技術革新がない限り、治療のプロセスがすごく軽減するとか、心理的・肉体的な負荷を減らすというのは、そんなに簡単にできることではないですよね。職場の場面でも一緒で、全く仕事をしなくてよくなるのかというとそんなことは基本的にはない。逆に仕事をしなくなる、しなくてよくなるような状況になれば、それは給料が入らなくなるなど、労働生活として成立しなくなる。

ではこの負荷がある状況で、どうやってその人のモチベーションを高めていくかというのが、この仕事要求度-資源モデルによってある程度説明可能です。

◆動機づけプロセスと健康障害プロセス

図2で示されるとおり、人のパフォーマンスは上側の動機づけプロセス、つまりモチベーションを改善するプロセスと、下側の健康障害プロセスの両面から考える必要があります。まず、健康障害プロセスから見ていきましょう。図2から、**仕事の要求度、つまり負荷が高まれば高まるほど、ストレスはあがります。**ストレスがあがることによって、自虐的な行動をとる傾向もでてくる。またそれにより負荷がより高まってしまうという、負のスパイラルに入ってしまう。

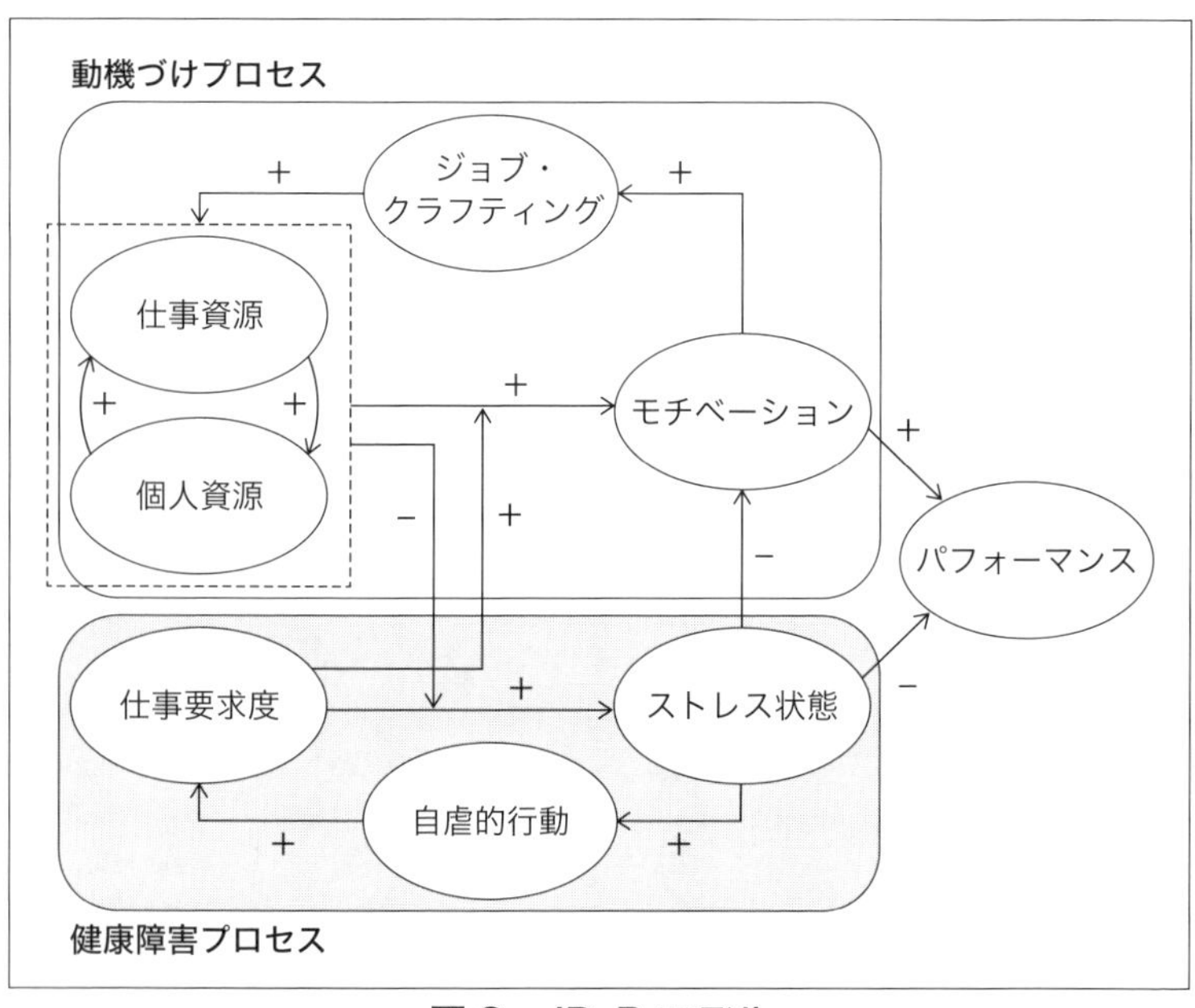

図2　JD-R モデル

仕事要求度：心理コストと関連した身体的、心理的なスキルを要する仕事に対する要求度（感情労働、仕事過重、役割葛藤、役割曖昧性など）
仕事資源：仕事の目標達成や自己成長と学習、仕事の負荷低減に資する仕事上の資源（サポート、自律性、フィードバックなど）
個人資源：個人の内在的資源（態度・特性など）、特に自身の環境をどの程度コントロールできるかという信念
(Bakker, A. B., &Demerouti, E.: Job demands-resources theory : Taking stock and looking forward. J Occup Health Psychol, 22(3), 273-285, 2017 より竹内規彦が和訳して引用)

仕事の要求度についてもう少し詳しく説明すると、心理コストと関連した身体的、心理的なスキルを要する仕事に対する要求度を指します。具体例として少し専門的な言葉では「感情労働」もその一つです。医師の方々もそうだと思うのですが、時としてイライラする感情をコントロールしながら、患者さんの前では肯定的な表情を演じて接していかなければいけないことも少なくないと思います。つまり、本音の感情を調節し、望ましい表情や態度を意図的に表出することが感情労働で、非常に要求度、負荷が高いんですね。

それから仕事自体が過重、例えば残業が増えれば、プライベートはどんどんなくなっていく、また、役割曖昧性というようなことですね。医師であるけれども、医師としての業務以外の仕事も組織をまわすためにはやらなければいけない、さらにその状況でどちらを優先したらいいのか明確な基準がないというのは曖昧性にあたります。

先にもお話ししましたが、こうした仕事の要求度や負荷は構造的になかなか減らしたり、コントロールすることが困難です。なので仕事資源、個人資源によって、対処することが大切になってきます。

◆仕事資源・個人資源とはなにか

一方で**仕事資源は、目標の達成や自己成長、学習など、仕事の負荷の低減に資する仕事上の資源**を表しています。上司や同僚からのサポートは重要な資源として知られています。

それから**自律性**も仕事資源の一つです。例えば部下に対して厳しくコントロールして仕事をさせると、部下は息が詰まってしまい、モチベーションが低下します。ある程度裁量を与えて、自分で考えてやっていいんだよという自律性を与えると、動機づけを高める方向に向かっていきます。

あとはフィードバックです。特に**ポジティブなフィードバック**が与えられると、自分がやっていたことは正しかったんだとお墨付きをもらえるので、自分が高められる感覚、成長した感覚が得られる。それによってモチベーションもあがる。以上のようなことが、仕事資源がモチベーションを高めるプロセスです。

さらに**個人資源**というのがあって、これは仕事場面以外でも共通するところだと思いますが、個人に内在する資源で、態度とか特性のようなものになります。特に自分の環境をどの程度自身でコントロールできるのかという信念を指します。置かれている環境を自分は変えられるとか、対処できるという感覚です。先ほど申し上げた自己効力感も個人資源の一つで、**やればできるという感覚をどの程度持っているかは、重要な個人の動機づけ特性**です。当然それが高い人は、何かやってみよう、あるいはやり続けようというモチベーションが高まることがわかっています。

サポート、自律性、フィードバックが得られ、自分はできるという信念が高い人は、このあと「ジョブ・クラフティング」という、自分の仕事の環境を自分でポジティブに変えていく、改善させていくループに入って、これがポジティブにサイクルしていく。最終的にはモチベーションがあがり、ストレスが低減することにより、パフォーマンスが高まるという結果に導かれやすくなります。

◆資源がモチベーションに与える影響

興味深い点として、仕事の要求度、負荷が高まるとストレスが高まるというところ（図2の仕事要求度からストレス状態への矢印）に対して、仕事資源と個人資源がマイナスの影響を与えることも最近の研究で明らかになっています。

どういうことかと言いますと、仕事の要求度、負荷が高い人は、確かにストレスが高まる。

けれども、実はそれは仕事資源や個人資源がしっかり得られれば、負荷が高まってもストレスはあがらない。もしくはストレスがさがる可能性もある。一方、仕事資源、サポートなどが十分に得られなければモチベーションはさがると言うことです。

このことは、治療の負荷が高い状況でも、適切なサポートや資源が得られれば、実はモチベーション、治療に対するモチベーションはあがるということを示唆しているとも考えられます。

大塚　なるほど。いわゆるやりがいというものですね。

竹内　やりがいがどういうときに生まれるかというと、あまりつらくなくて「できた」というときよりも、つらかったときにそれを克服してできたときのやりがい、達成度はすごく大きい。ですから、難治性で、治療に対する困難度は高くても、サポートやフィードバック、自律性などの適切な資源がしっかりと得られて、かつ本人が適切なマインドセットを持っていれば、困難な治療に対して立ち向かっていこうという感覚を持つことができるということをこのモデルが示唆しているのです。

◆仕事から治療に置き換えてみる

大塚先生にぜひ教えていただきたいのですが、仕事資源ではなくて、今ここだけの言葉として、治療資源という言葉を作りました（図3）。個人資源はそのままです。

治療の要求度という点では、心理コストと関連した身体的・心理的なスキルを要する治療に対する要求度、例えば重い治療負荷ですね。これはまさに治療の要求度が高い状態です。あとは治療と日常生活の葛藤、つまり治療にフォーカスし過ぎて、日常生活が送れなくなってしまう、仕事に支障をきたしてしまうというようなこともです。さらには治療やその効果についての曖昧性、この治療を継続して本当に治るのかなという不安感、不確実性のようなものも、たぶん要求度に入るものですよね。

結局、**治療要求度があがると、治療由来のストレスが高まっている**と言えます。その結果として負のスパイラルとなり、自虐的行動、治療の放棄などが起こる可能性があるかと思います。私が「など」としたのは、まさに先生に教えていただきたいことの一つです。自傷行為のような、あえて病気が悪くなる行動をとったり、究極的には、非常に難治性のものだったりすると、命を絶つような行動をしてしまうこともありうるのかなと推測しています。

一方でこれをポジティブな面からみると、治療資源は治療の目標達成、自己成長・学習など

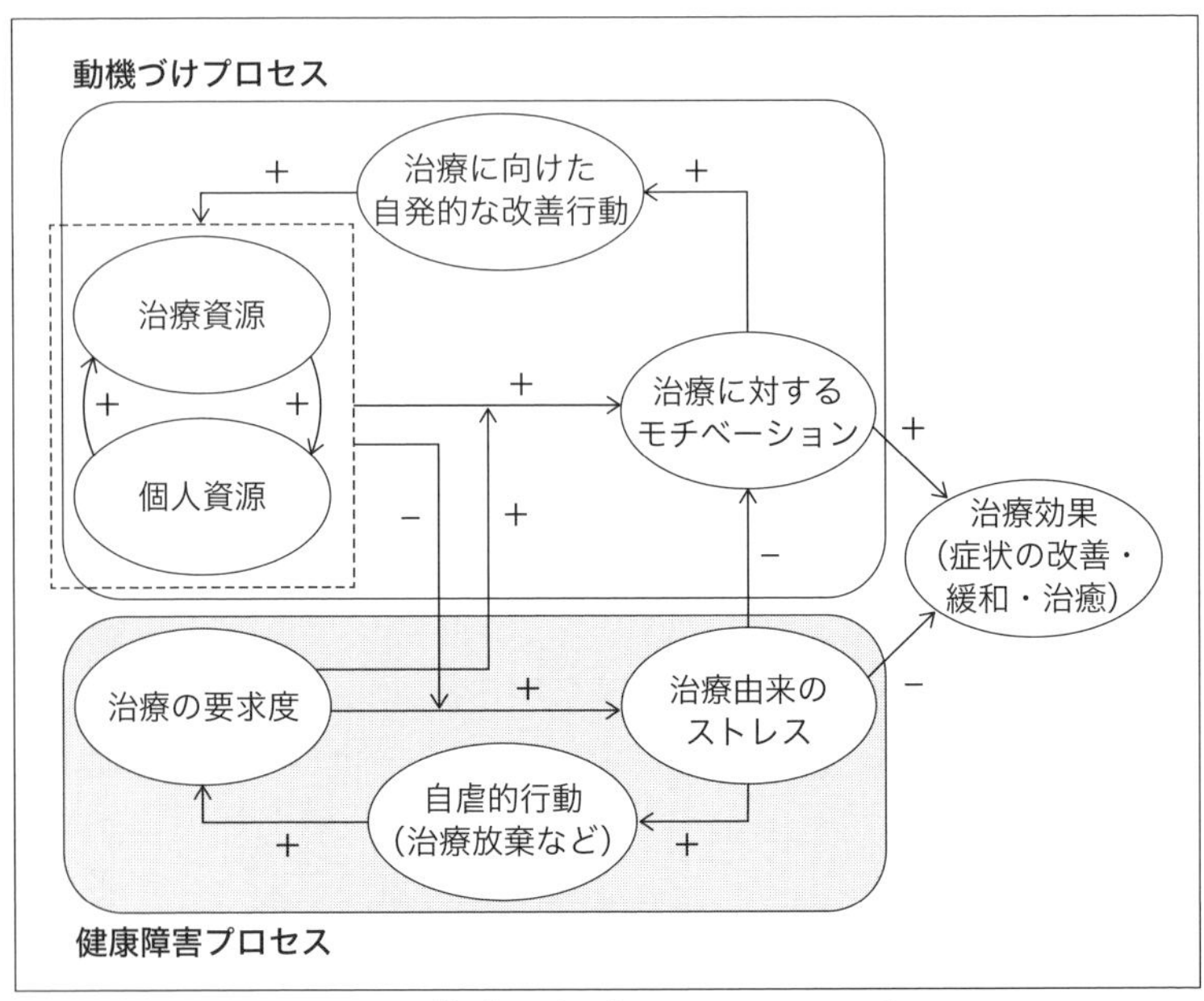

図 3　治療における JD-R モデル

治療の要求度：心理コストと関連した身体的、心理的なスキルを要する治療に対する要求度〔重い治療負荷（感情面・肉体面）、治療と日常生活の葛藤、治療やその効果についての曖昧性など〕

治療資源：治療の目標達成や治療による自己成長と学習、治療の負荷低減に資する治療上の資源（サポート、自律性、フィードバックなど）

個人資源：個人の内在的資源（態度・特性など）、特に自身の環境をどの程度コントロールできるかという信念

(Bakker, A. B., &Demerouti, E.: Job demands-resources theory : taking stock and looking forward. J Occup Health Psychol, 22(3), 273-285, 2017 を参考に竹内規彦が作成)

に資する治療上の資源にあると思います。ただし治療の場面で、治療に伴う自己成長や学習が本当にリワードとして機能しているのか私ではわからない部分もあります。

あとは**治療の負荷低減に資する治療資源ですね。医療スタッフや家族からのサポート、自律性、それからフィードバックがあります。**この自律性も、治療の場面で患者に任せるということがどの程度成立し、それが治療に対するモチベーションにつながるのか、私では、ややわからない部分があります。

個人資源は先ほどと同じです。治る、治せるという感覚です。それが高まり、本人のモチベーションがあがれば、治療に向けた自発的な改善行動も増え、より積極的に治療に関わってくれる。医師からみても、患者がそういうふうに考えてくれるのだったら、こういう治療方法もありますよとか、こういうサポートもできますよというような提言もいろいろできると思うんです。なので、よりポジティブなサイクルに入っていく。最終的には、治療効果と症状の改善や緩和、究極的には治癒というところに至るのではないかと思います。

◆治療資源とはなにか

先ほども申し上げたように、治療の要求度が高いにもかかわらず、治療モチベーションがあげられるという一見矛盾したことが起こり得ます。この鍵となるのが**治療資源であり、適切な資源を提供できれば、治療の要求度が高くてもモチベーションがあがることがあるのです**。つまり、治療の要求度、治療の肉体的・精神的負荷や、治療と日常生活の葛藤などは、医療や社会から得られる資源の活用次第で、むしろ治療への動機づけを高め、ストレスを緩和する方向に作用します。

負荷は高いけれども資源が得られるアクティブ治療状態（職場ではアクティブジョブ状態と言いますが）、つまり治療の負荷は高いけれども、それに対して適切な資源が得られているような状況を、アクティブな治療が行われているという、そういう状態として捉えています。

これはあくまで経営学で明らかになっていることを治療場面に置き換えているので、本当に適切かどうかはしっかりと検証していく必要があるでしょう。とはいえ、このJD－Rモデルは、人間の動機づけの普遍的な部分を説明しているので、治療場面でも一定の説明力を持つものと考えています。

あと、先ほど私が申し上げたチーム効力感ですね。**患者、医療スタッフがチームとなり、われわれみんなで「必ずできる」という共有信念を持つこと**。職場では、同僚や上司とみんなでチームで必ずできるという感覚を共有すると、達成度がものすごく高まって、最終的には成功に至るケースが多いのは実証的にも明らかになっています。もしかしたら治療の場面でも使えるかなと思いました。

さらに、ポジティブなフィードバックですね。これは難しいかもしれませんが、できなかったことに対するフィードバックを強調するよりも、**できたことに対するフィードバックをしてあげると、自己が高められる感覚を得られます。**やはり人間は究極的には自分を高めたい、高められたいという欲求を持っているので、そこに対して刺激してあげる。あなたはだめだよねとさげられるフィードバックよりも、むしろあなたはできたよね、できるよねというフィードバックをしてあげることによって、治療に対するモチベーションもあげることができると思います。

それから**役割を明確にすること**。これも職場の中だとすごくわかりやすいのですが、患者さんの役割を明確にするとはどういうことなのか、私はあまり思いつきませんでした。**患者さんが何をしたら治療に対して効果があるのかを、きちんと説明することなのかな**とも思っています。いずれにしても経営学の文脈では、役割が明確になっていて、自分が組織の中に置かれている、職場の中で何をすべきかが明確になると、モチベーションが高まるということがわかっているので、治療の場面でも何かあるのかなと思います。

さらに、**本人の治癒力や治癒に対する意思の度合いに見合った自由・裁量度の付与**ということもあります。治癒力を全く持っていない人、あるいは本人が治療に対する積極的な意思がないにもかかわらず、自由にあなたの勝手に任せますよというのは、たぶんナンセンスだと思うんです。一方、ある程度できる状態であれば、周りからとやかく言われるよりは、ご自身で対応してみていただいていいですよという感覚だと、よりモチベーションがあがるかなと思いました。

これは経営学の文脈だと、上司がマイクロマネジメントをしすぎると、逆にネガティブな効果が出てしまうので、部下にはマイクロマネジメントをしすぎず、ある程度自由・裁量のようなものを与えておいて、モチベーションを引き出す手法があるのですが、これが患者さんの場面で通用するのかどうか、大塚先生のご意見をぜひ伺いたいですね。

◆治療場面における個人資源について

最後にもう一つ、今度は個人資源に着目した場合です。**基本的に治療資源と個人資源は、代替的な役割を果たす**ことがわかっています。個人資源が治療資源の役割を補完するため、個人資源をしっかりと育んでいる個人は、治療の要求度が高い状態でも、治療への動機づけを高め、治療由来のストレスをほぼ最適化できる。つまり、治療資源枯渇のリスクヘッジに個人として備えることができる。

例えば、治療のサポートが十分に得られない状況に対して、個人として何を備えておいたらよいかということになると思います。これも経営学でわかっていることとしては、先を予見して自発的に行動する傾向や習慣が身についている人は、自律的に治療に対して積極的に関与していくケースが多いのではないかと思います。

あとは、先ほど申し上げた自信・効力感ですね。やればできるという感覚、心理状態が育まれている人は、少なくとも経営学の文脈から考えれば、治療に対するモチベーションがあがります。楽観主義かつ未来志向の感覚を持っていらっしゃる方のほうが、モチベーションは高まる傾向があります。

ただ、これに関しては、ある一定までは楽観主義は機能するけれども、あまりにも過度な楽観主義になってしまうと、結局治療しなくてもいいという話になってしまうかもしれないので、医療の現場では、楽観主義と治療モチベーションは逆U字型の関係になる可能性はあります。以上が、いただいいたテーマについて考えたことです。

◆治療・個人資源は治療へのモチベーションに関与する

大塚　ありがとうございます。すごく勉強になりました。治療の要求度が高いと、治療に対するモチベーションがあがるかもしれないというところについて、僕はそんなことはある

88002-900 JCOPY

のかなと思いながらお話を聞いておりました。しかし、確かに重い病気の人のほうが、その後に「やるぞ」となる人が多く思い浮かびます。

よい例かわからないのですが、例えば、ステージⅣのがんになりました。これから頑張りますというような宣言をして、皆さん応援お願いしますということは、世の中で結構みられます。治療の要求度が大きいと、頑張ってこれを治そう、みんなを巻き込んで頑張ろうという大きな力が生まれているというのは、いろいろな状況をみていて思いました。

治療のやりがいと言ってはおかしいのですが、越えなければいけない壁が高いほど、治療に対してぐっとモチベーションがあがる人が多いなというのは、やはり感覚としてあります。

竹内 なるほど。あくまで単純に治療要求度が高まれば、モチベーションがあがるという関係ではなくて、要求度が高いときに適切なサポートなどの資源が得られた場合、あるいは前向きなマインドセットを持っている方であればモチベーションはあがります。逆に適切なサポートが得られない、例えば必要としている支援が医療スタッフから得られない、あるいは本人が非常に悲観的で、否定的、ネガティブなマインドセットが非常に強い人だとすると、やはり残念ながら、治療の要求度があがっても、モチベーションはあがらないでしょう。つまり、**治療要求度があがってモチベーションが高まるのは、やはり治療資源と個人資源がどの程度備わっているかに左右されます。**

◆ストレス由来の経時的モデルについて

大塚　僕もお話を聞きながら思っていたところです。今回の症例は無汗症ですが、がんの告知などの場合は、治療の要求度は当然、その後、すごく高くなります。最初から頑張ろうと思う人は少なくて、ある程度、悲しみとか怒りとかいろいろなステップを踏んで、前向きになっていくんですね。

だから、最初は図3の中の治療由来のストレスがすごく強調されるんです。その中で**ある程度時間とともに、個人資源や治療資源が少しずつ大きくなっていって、そこに治療の要求度からポジティブな力が少しずつ生まれていって、治療のモチベーションがあがっていく**のかなと思いました。この図は二次元的ですが、実は**経時的な変化を踏まえて変わっていく**ものだなとすごく感じます。

竹内　おっしゃるとおりです。やはりダイナミックなプロセスなので、治療をしていく過程で本人のモチベーションはどんどん変化していきます。サポートについても、どのタイミングで感じるかですよね。最初はサポートを得られていないという感覚で、非常にネガティブに捉える方も、まさに大塚先生のような方にお会いして、チームで助けてくれる、サポートしてくれるんだという感覚が生まれてくると、自分もでもやらなければという感覚になり、治療に対するモチベーションがすごくあがる可能性がありますよね。

大塚　経営学では、順番とか経時的な変化は意識されているのでしょうか。

竹内　基本的には因果のモデルになっているので、治療資源と個人資源が先にあって、結果としてモチベーションがあがるという感覚ですね。でも、今のお話を聞いて、確かに治療由来のストレスという図の下側からくるモデルはあるのかなと思いました。

つまり**ストレスが先にあるけれども、経時的に資源が増えていくという認識が高まることによって、モチベーションも高まっていく。**二段階というか、これは研究したら非常に面白いです。

◆組織行動論のモデルを医療現場で生かせるか

大塚　経験則の話ですが、最初の治療由来のストレスや治療要求度がすごく強まっている状況から、例えば医者の言葉や、自分でマインドセットが変わっていって、個人資源が豊富になっていくのだと思います。**病院の場合、はじめから資源が準備されている状態はない**ですから。

竹内　それは面白いですね。確かに職場の文脈だと、個人や職場の状況によっても違う。

でも医療の現場だったら、患者さんは常に困って病院に来ている。

大塚　このモデルは、患者さんは治療資源も個人資源も備わっていない状態からはじまるので、**治療資源に関しては患者さんに気づいてもらえるように、医療者側は早い段階からアプローチしていくことが必要であるという提唱になります**。もちろん、個人資源を豊かにしていく、マインドセットが変わっていくのは待つしかないような気はしますが、両方が備わってきたときにモチベーションがあがるのであれば、早い段階から資源というものを意識して患者さんにアプローチしましょうという提案ができます。

竹内　なるほど。僕には新しい視点でした。どちらかというと、図の上と下を切り離して考えていませんでした。職場の場合、図の左から右の方向にしか見ない。けれども確かに医療の現場だと、まず患者さんはみんな困っていますものね。まさに向きを変えて解決していくのだとすると、それは面白いなと思いました。

大塚　患者さんのモチベーションという分野においては、本当に研究が少ないんです。僕もいろいろと勉強し、講演会などでもお話をさせてもらっているのですが、やはり患者さんのモチベーションをあげるというモデルを研究している人はいないのです。だから、このモデルからアプローチしていけたらすごくありがたいと思っていました。今回の話はすごく面白かったです。

◆実際に治療の場面にあてはめてみる

竹内　よかったです。今回のテーマが病院の組織の中でのモチベーションの内容ではなく、「患者さんの」ということだったので、色々と発見や気づきがあり面白かったです。ただ、このモデルを治療にあてはめると、自信がないところもあります。例えば、職場の場面において、新たなことにチャレンジする風土などというのは、患者さんにおいては、どの程度応用できるのか、未知です。

大塚　そうですね。例えば、図3の治療資源の部分、自己成長と学習ですが、これは患者さんが自分の病気のことを知っていくと、こんなことが体で起きているんだとか、薬はこんなふうに効くんだとわかってくると、それが治療資源につながるというのはあると思うんです。

竹内　なるほど。

大塚　なぜ痛いのだろうとか、なぜ今かゆいのだろうとか、患者さんはやはり気になるんですよね。そこのメカニズムがわかると安心されるんです。

竹内　ちなみに治療資源の自律性というのはどうなのでしょうか。患者さんに任せてしまうというのは、ある段階でできて、任せることによって本当に治療へのモチベーションもあがるのでしょうか。

大塚　これも納得できるところとして、アトピーの患者さんに薬を渡しておいて、あとは今まで教えたことを工夫して、自分の症状にあわせて塗ってくださいとお願いすると、結構きちんとやってくれます。「今、調子が悪いので薬のランクをあげて塗っています」などと患者さんが言ってきます。だから自律性もあるなと思いました。

竹内　それは本人の治癒に対する資源があがってきてということでしょうか。

大塚　はい、そうです。

竹内　**治療に対して前向きに取り組んでいる方であれば、ある程度は自律性を与えたほうが、むしろ持続性や継続性が保たれる**ということですね。なるほど。

◆患者さんのモチベーションをあげるには?

大塚篤司

◆SDMから見えてくるもの

コンプライアンスとアドヒアランスという概念がある。ぼくら医療従事者がよく使う言葉だ。実はずっと、患者さんが積極的に治療を行ってくれるかどうか、突き放した表現のように感じていた。薬を飲んでくれない患者、塗り薬をさぼる患者は、コンプライアンスが悪いと評価し、患者個人の問題として、医者は傍観する。少なからずそのような姿勢があったと思う。コンプライアンスの代わりに、アドヒアランスという言葉が登場して、どうしたら患者が積極的に治療に取り組めるか、ほんの少し考える機会が生まれた。ただ、そのスタンスはあくまでも、一歩距離を置いたものと感じていた。

SDM(shared decision making)という概念が広まった。「患者と医者は同じチームであると、患者に伝えることが重要だ」というSDMの3トークモデルも提唱されている[1)]。**患者は治療を医者にすべて任せるのではなく、医者と患者がチームとなって取り組んでいく。**

そのことを患者に自覚してもらうことが、治療の積極性を生み出すのではないか。きっとそういう意図だ。

◆患者とチームのふりをしていないか

では、**ぼくら医師は、患者さんとチームになって病気に対峙していると本気で思っていたのだろうか。**竹内先生との対談を通して、この根っこの部分を問われたように感じた。会社という組織の中では、所属するメンバー一人ひとりが言うまでもなく、チームだ。同じ課題に取り組み、多くの時間を共有し、利害関係を共にする。そういった状況で、自分はチームの一員であると自覚しないほうが難しい（それでも自覚できないメンバーがいることも課題となっているようだが）。集団心理が働きやすい状況下で、メンバーのモチベーションをどのようにあげていくのか。このあたりの研究は、経営学の分野でかなり進んでいることを竹内先生との対談を通して学んだ。

「われわれはチームなんです」と、患者に伝える医師の言葉には、やはり嘘やごまかしが隠れていると言わざるを得ない。医師が、「あなたには、医療従事者とチームのように捉えて病気に立ち向かって欲しい」と伝える言葉と同じくらい強く真剣に、医者は自分自身に「患者とはチームの一員なのだ」と訴えてはいないはずだ。多くの医者は、患者とチームを形作っている、というフリをしている。

ＪＤ－Ｒモデルに照らし合わせて考えてみた場合、仕事資源に位置するであろう治療資源は、あくまでも治療内容に限られるものである。ＪＤ－Ｒモデル本来の意味で使われている資源が、医療の現場で十分に用意されているとは言い難い。例えば、治療の負荷低減を担う資源としては、患者サポートがあてはまる。がん治療においては、病院によってがん相談室が設けられているし、治療費に関しては、高額療養費制度も知られている。しかし、システムとして整えられている「治療の負荷低減」は、ごくごく限られた局面だけであり、その小さな点にうまくあてはまった患者のみが恩恵を受けることができる。したがって、多くの場合、チームの一員である医療従事者が「治療の負荷低減」を担う。しかし一方で、すでに医療従事者は普段の仕事で日常業務が圧迫されている。その中で、患者が感じる「治療の負荷低減」ができるのだろうか。そこには大きな壁と課題があるように感じる。

◆患者の治療資源を整えよう

さて、本症例に戻って考えてみよう。汗腺トレーニングを勧める医師（この場合は僕なのだが）は、トレーニングに伴う患者の負荷を低減する工夫はしていない。少なくても、紹介した症例の内容に「治療の負荷低減」に相当するようなアドバイスは含まれていない。極端に言うと、課題は与えるが後は自分たちの工夫でなんとかやってくれ、という姿勢であるように感じる。JD−Rモデルにあてはめて考えると、患者に治療のやる気を出してもらうためには「治療資源」を用意する必要がある。例えば、本症例の汗腺トレーニングの場合、トレーニング方法だけでなく、そのトレーニングで辛くなった場合の対応策や具体的な対処法まで含めてサポートをすべきであろう。「こんなつらいトレーニングは続けられません」と訴える患者さんが、全く「治療資源」がないと感じているようなら、それは「治療の要求度」だけが高くなり「治療由来のストレス」が増える。その結果、治療効果を期待するのが困難な状況となるのは、目に見えたことだ。

無汗症という稀な疾患だけが、あてはまるわけではない。皮膚科医であれば、「薬をちゃんと塗ってください」と指導する場面が日常的に存在するだろう。重症のアトピー性皮膚炎患者さんなどの場合、外用する面積は広くなり、それは「治療の要求度」が高くなることと一致する。こういう場合、**ぼくら医師は「治療資源」を整えて、患者の「治療由来のストレス」を低減することが、患者のモチベーション向上につながることを知っておくべきだ。**「おうちでやっておいてください」だけではダメなのだ。

文献1：BMJ 2017;359:j4891

第六章　冒険のまとめ

①　コンプライアンスとアドヒアランスは、患者が治療に積極的に取り組むための概念だが、実臨床での運用は難しい。ＳＤＭでは医者と患者がチームとして治療に取り組むことが重要である。

②　経営学の分野では、チーム内のメンバーのモチベーション向上が研究されており、医療現場でも患者と医者が本当にチームを形成し、治療資源を整えることが求められる。

③　患者の治療由来のストレスを低減し、モチベーション向上につながるために、医師は治療資源を整え、具体的な対処法やサポートを提供するのがよいだろう。

七章　先生、治療はおまかせします

―治療は誰が決めるのか―

幡野広志×大塚篤司

【症例】悪性黒色腫（あくせいこくしょくしゅ）の五四歳、男性。あるとき、右腕に新しいほくろがあることに気がついた。数ヵ月前から大きくなり、ほくろの部分から出血するようになったため、皮膚科を受診した。検査の結果、悪性黒色腫と診断され、告知された。その後、患者は手術を受け、一度は良好な経過をたどったが、数ヵ月後の定期検査で肺や肝臓に転移が見つかった。患者はこの事実に大変ショックを受け、不安や恐怖が募る中で、治療に関する知識や適切な判断を行う自信が持てなくなってしまった。インターネットで情報収集を試みたが、情報が多すぎて何が正しいのかわからなくなり、ますます不安になった。そのため、

「先生、治療はおまかせします」と医師に伝えている。患者は現在、家族とともに病気と向き合いながら、適切な治療法を模索している。

◆告知のときを覚えていますか？

大塚　ちょっと重い内容で、がんの告知と治療方針を決めるという架空の症例です。実際、幡野さんは当事者でもありますが、幡野さん自身の、患者さん側からみた意見を正直聞きたいなと思って対談のお願いをしました。幡野さんが話せる範囲で結構です。もし答えたくない、思い出すのも嫌だってなれば止めてください。

幡野　いや。全然そんなのはないと思います。

大塚　ありがとうございます。では、最初の質問です。幡野さんは告知のときって覚えていますか。

幡野　**よく覚えていますよ。結構鮮明に覚えています。**

大塚　僕は質問する前に、幡野さんがというか、一般の方の答えとして、「頭が真っ白で細かいことは覚えていない」というのが返ってくるかなと思ったんですが、そういうわけではないんですね。

幡野　でも確かに他の患者さんに聞くと、その場で気絶したっていう人に前に会ったことがあります。真っ白で覚えていないっていう人もいますね。告知って患者的には二回あるじゃないですか。「がんですよ」っていうときと確定診断のとき。確定診断がたぶん、医者でいうところの告知ですよね。

大塚　そうですね。確定診断のときが告知です。

幡野　鮮明に覚えています。そのときに先生がつけていた、白衣に刺さっているボールペンの本数まで覚えています。ボールペンのメーカーまで覚えていますよ。

大塚　では、言葉も一字一句覚えている？

幡野　言葉の一字一句はあまり実は覚えていなくて。ただ間のつくり方とか表情とか、そういうことはよく覚えていますね。

大塚　その場面は覚えているけれど、説明された内容に関してはあまりということでしょうか。

幡野　わりとざっくりですね。たぶん覚えようとしたことが、他のところに意識がいっちゃったのかもしれないですね。

大塚　というと？

幡野　医者から確定診断を言われるわけじゃないですか。その内容を本当は覚えていたほうがいいけど、医者の胸ポケットに入っているボールペンの医療メーカーの名前とか、医者の表情とか間のつくり方とか、その場に妻もいたんですけど、妻の挙動一つもよく覚えているんで、そっちのほうへもしかしたら現実逃避しちゃったんじゃないですかね。

大塚　ショッキングという言い方がいいかどうかはわからないですが、やはりショックは受ける場面ですよね、一般的に。

幡野　そうですね。一般的に考えて、ショックを受けるんじゃないですかね。でも確定診断って病理検査に入ってから一ヵ月ぐらい…あるじゃないですか。それまでにがんであるってことはほぼほぼ覚悟できていたので、そこまでじゃないというか。最初に病院で「何か腫瘍ありますよ」って言われるほうが、結構ショックは大きかった。

◆告知から治療へのスピード感

大塚　実際にその後、治療の相談、つまり、こういう治療をしますみたいな話になりますよね。僕ら医者は最初の告知のときに治療内容をある程度説明はしていると思うんです。ただ、やはり一回目で全部治療方針などを決めてしまうとなると、なかなか患者さんも気持ち的についていけないことが多い。しかし、急がなければいけない治療のときは早く決めなければいけないというのがあります。そのあたりのスピード感は、幡野さんにとってどうでしたか。速かったですか。

幡野　すごく速かったですね。もうちょっと時間をおいてくれないかなとは思いました。治療の内容は、たぶんそのときに話したと思うんですけど、今言われて思ったけど確かにあまり覚えてないですね。当然、説明しますよね。

大塚　します。

幡野　あまり頭に入っていないですね。

大塚　実際に治療をこうしよう、ああしようという相談は今もされたりすると思います。幡野さんが自分が主体的に関わってきたなと思うのは、どれくらいたってからですか。

幡野　自分が…ですか。

大塚　はい。もしかしたら決めてもらっているという感じですか。

幡野　今やっている治療は、僕の希望でやってもらっています。僕は移植をやっていないんですよ。血液がんは移植をするじゃないですか。でも、僕はやっていない。お医者さん的には移植を勧めてきて、どうですかという感じでしたけど、僕はそれを断って、こっちをお願いできませんかというふうにして、それをやってもらっていますね。

　だから**病気になってから一年、二年ぐらいは確かに主体性というのはなかった気がしますね。**そこはお医者さんに任せていたかも。

大塚　一年、二年というと結構長いですよね。

幡野　確かに。ただ、みんな勉強するじゃないですか、自分の病気のことを。**自分ががんになった状態で自分のがんのことを勉強しても、頭に入ってくるんですかね。僕、そこはちょっと諦めたんですよ。**そこで勉強しても変なバイアスがかかっちゃうし、そもそも勉強なんてお医者さんにかないませんから。それこそ医者に任せちゃったほうがいいだろうなというのはちょっと思ったし、今でもわりと思っていますね。

◆自分の病気について調べること

大塚　架空症例ではありますが、この症例でもインターネットとかで調べているうちにだんだんよくわからなくなってくるという設定になっているんです。幡野さんも本を読んだりとか、インターネットで調べたりしましたよね。

幡野　しましたね。はい。

大塚　途中でこういう情報は集めてもあまりいい方向に働かないと思ったのか、よくわからないし、これはもう置いておこうと思ったのか。そのあたりの捉え方でどういう変化があったのでしょうか。

幡野　インターネットでみんな最初に調べると思うんですけど、不幸な事例しか出てこない。あまり魅力的な事例が出てこなくて、良い結果になっていない。調べること自体があまりよくないなと思ったんですよ。それこそ、おなかが痛い、頭が痛いで検索したって、最悪のパターンが書いてありますよ。

大塚　書いていますね。

幡野　だから、あまり意味ないなと思いましたね。インターネットはやめたほうがいいと思いました。

大塚　別の対談では、あらかじめ医療従事者がインターネットで調べないでくださいと言ったとしても、患者さんは当然調べてしまう。もう生活の一部にインターネットが組み込まれているので、調べないでくださいというのは難しいんじゃないかという意見もあったんです。

幡野　そうだと思います。そうだと思うんですけど、これも患者的な視点ですけど、一日二四時間あって調べるにも時間に限度がありますよね。**その調べる時間を、よくわからない自分の難しい病気について真偽不明な情報をつかむよりも、同じインターネットを使って正しい情報を、別のことをつかんでいったほうが僕はいいんじゃないかなと思いましたけどね。**

◆患者になって知るべき情報とは何か

大塚　正しい情報というと、医療、病気以外ということですか。病気に関わる制度とか。

幡野　例えば今こうやって大塚先生と話していますけど、こういう話って普通の患者さんは知らないじゃないですか。医療者がどう思って仕事しているか、例えば看護師とか薬剤師とか、調理師でも誰でもいいんですけど、どういう気持ちで患者と付き合っているかというほうが、患者さんは知るべき情報なのかなと思っています。病気の体験談みたいなものは自分と同じ気持ちが書いてあるわけですけど、あまりよくないのかなと。

闘病ブログとかたくさんありますけど、闘病ブログを読んでいるのはその病人同士です。同じ病気の人。やはり一種のエコーチェンバーみたいなことがかかって、被害者意識みたいなのも生まれてしまうし、最終的には医療者との壁が本当にできてしまうと思う。気持ちとしては自分と同じ状況の人を知りたいというのはあると思うんですけど、実際にそれはあまりよくないんじゃないかなと、闘病ブログとかを読んでいて感じましたね。読んでいると、あまり幸せになれないなと。

大塚　お医者さんとか看護師さんを含めて一緒に治療をしていく人がどう考えて、どうい

うふうに思っているかというところを知ったほうが、治療にプラスになるんじゃないかということですよね。

幡野　僕はそう思いましたね。結局、患者がいて、医者がいて、看護師がいて、薬剤師がいて、そのチームの中に他の患者は入ってこないですよね。だから僕はあまりいらないのかなって、ちょっと思っちゃったかな。

◆患者と医療者お互いの地雷

大塚　これは今、話を聞いていてあくまで興味で聞きたいことですが、お医者さんが考えていることを知ってガッカリしたり、イラッとしたりすることってなかったですか。

幡野　ないことはないですけど、でも、それもそういうものじゃないですか。家族みたいなものなんで。そこでイラッとして怒りの感情とかを持ってしまうと、だったら患者同士で集まったほうが憂さ晴らしにもなるし、気は紛れますよね。だけど、それだけだと最終的によい結果になるとは、僕は思えないんですね。

二人三脚みたいな感じでやっていくわけですよね、お医者さんとか医療者の方と。だったら、普段周りにいないわけですから、どういう気持ちをもって接しているのかというのをや

88002-900 JCOPY

はり知ったほうがいいと思いましたね。

僕は、最初は保険を調べましたよ。医療者の保険。医療事故とかの看護師さんの保険とか、医者の保険とか。それを見て、どういう事例があって、どういうトラブルを恐れているかとか。そういうことを見ると、こういうことに医療者の方は恐怖感を持っていて、どういうことを避けたいかを知ることができます。何を医療者の方が一番やりたくないかということを知ると、必然的に医療者側の地雷をこちらが踏まなくて済む。医療者もそうですよね。患者の地雷を踏まないようにするじゃないですか。

大塚　そうですね。地雷を踏まないようにしようとしますが、医者は地雷をよく踏んでいると思います（笑）。

幡野　ね（笑）。だから**お互いの地雷があるわけで、お互いに地雷を埋設しないことと、お互いに地雷を踏み抜かないことと、二つある。**地雷って自然発生ではないですからね。患者もやはり地雷を埋めているわけですから。だから地雷を埋めない。医療者の気持ちを知ると、やはり地雷を設置しないことが大事だとわかりますよ。

大塚　ちょっと話しづらいところがあると思いますが、例えば治療を決める段階とか告知するときに、幡野さんがもう少しこうしてほしかったとか、こうであったらよかったのにという場面はありますか。

幡野　最初は、なかなかコミュニケーションをとるのが難しいなと思いました。年齢がまず結構離れているんですよ。今いくつなんだろう。教授で、たぶん六〇歳代ぐらいなのかな。最初はコミュニケーションもかなり難しかったですね。今はもう全然大丈夫ですが。それもやはり一、二年ぐらいたってからですかね。

僕は血液のがんなので、結局、薬があれば別に北海道にいようが沖縄にいようが、どこでも治療できる。お医者さんも極端なことを言えば誰でもいいわけじゃないですか。それだけにコミュニケーションが重要だなと感じていました。**お医者さんはたぶん治療をしているつもりかもしれないですけど、僕は患者の立場からすると、コミュニケーションを積み上げているイメージですね。**

◆ＡＩの医療への参入について

大塚　コミュニケーションという話が出てきたので、ちょっとここでＡＩの話をしたいと思います。今、ＡＩが非常に話題になっていますよね。

幡野　なっていますね。すごいですね。

大塚　ChatGPT含め、いろいろなＡＩがあって、日本の医師国家試験もＡＩが合格したとニュースになりました。

幡野　そうなんですか。それはそうでしょうね。

大塚　本当に医療の分野でも、ＡＩがこの先どんどん出てくると思います。もしかしたらＡＩに相談したほうが、治療の成績はよいかもしれない。というか治療の成績がよくなる時代は確実にきて、医者でなくてＡＩに頼ったほうがよい医療ができるという時代はくると思うんです。

僕ら医者側としては、では**医者の意味って何だろうって考える機会が増えてきています**が、幡野さんは患者さんとして、医者が人間でよかったなと思いますか。それとも、これは結構ＡＩでいけちゃうんじゃないかと思いますか。正直どう思いますか。

幡野　医者によりますよね。平均点以下の医者なら、間違いなくＡＩのほうがいいですよね。下位六〇％とかはもう軽く淘汰されますよね、上位の人は残ると思うんですけど。

僕もＡＩのことって結構昔から考えていて、**早い段階で僕はＡＩが医者ではなくて家族になればいいと思っているんですよ。家族のほうがよほど理解がないわけですから。**苦しんでいる人は多いし、家族の代わりがＡＩになればすごくいいなと思っている。

◆医者はちょっとポンコツなほうがいい

医療者もやはりＡＩになればいいなとは思っているんですけど、でもＡＩと人間の決定的な差ってできない部分、ポンコツさだと思うんですよ。ちょっとだめなところ。

一年前に足を骨折したんです、それでもがん治療に行くわけですよね。治療に行ったら、普段診ている主治医ではないんですが、担当医の血液内科の先生が足を骨折していたんです。松葉杖をついて歩いていたんですよ。それで、「あれ？　俺も今、骨折しています」みたいな話になった。その先生が松葉杖をついて病院内を歩くと、いろいろな患者さんに笑われていたんです。それはばかにされている笑いではなくて、明らかに親近感の笑いでした。そのときに「そうか。医者が足を折ったり、ちょっとけがしたり、病気をしていると、患者としては親近感が湧いちゃうんだな」と思ったんですよ。自分が病気だから、そういうちょっとポンコツさにね。

それを兼ね備えているのが、「ドラえもん」じゃないですか。完璧なＡＩでありつつも、実はポンコツ。**人間はＡＩ水準の知識とか知能みたいなのが必要ですが、プラスちょっと抜けているところってあったほうが淘汰されないんじゃないかなと思います。**完璧さはもうＡＩに負けるし、ユーモアすらも下手したら負けちゃうと思うんですよね、お医者さんって。

だから結局コミュニケーションとかそっちのほうにいくんじゃないかなという気は、僕は何となくしているんですけどね。

大塚　僕も幡野さんと同じ意見で、**人間の魅力って凹凸だと思っています**。完璧にできないところ、人によってすごく強みがあるところや弱いところがあるところが魅力なんじゃないかなと、ＡＩが出てからさらに思うようになったんです。

◆ＡＩは医者よりも共感力が高い

僕は以前、ＡＩと人間の違いは共感力の違いじゃないかと思っていたんです。患者さんが例えば「痛いです」とか、皮膚科の場合「かゆいです」と言ったときに、ＡＩに相談するよりも、人に相談して「かゆいですね。大変ですね」と目を見て言われるほうが、患者さんは癒やされるんじゃないかなと思っていたんですが。最近、それについて研究結果が出ました。

幡野　そうなんですか。どんな研究ですか。

大塚　アメリカの研究で、ChatGPTのほうが人間の医者より非常に共感的というデータが出ました。「医者の場合4.6％が共感的であった」と答えたのに対して、「ChatGPTは45.1％」という大勝の結果になった[1)]。

幡野　圧倒的すぎません？

大塚　そうなんです。4.6％対45.1％で、ChatGPTが勝ちました。

幡野　僕ね、ChatGPTを使っていて、共感力高いぞとは思ったんです。でも医者がそこまで低いっていうのが、結構びっくりしました。

例えば当然、体調がつらくなるときがある。つらくなって治療中に、「今、体調つらいんですよね」と言うと、お医者さんも看護師さんも「ああ、つらいですよね」って言ってくれるんです。わかってくれるし、ありがたいんですが、便宜的に言っているよねというのがすぐわかっちゃう。患者だってばかじゃないから、それ別に本気で思っていないでしょうというのがすぐわかっちゃうんです。

確かに共感がうそっぽいんです、ちょっとね、それはどうしようもない。だから、がん患者さん同士が集まってしまうところはそこじゃないですか。共感され、わかってくれる。

大塚　今のGPT-4ですと、上位の医者、専門家はGPT-4に勝てると思いますが、一般レベルだと負けるかもしれない知識レベルなんです。ただ、これがまださらに進化すると上位の専門家と同じか、それ以上の知識を持つようになると思うんです。

将棋の世界と同じで、あるところまでは人間が勝っていたけれども、確率で全部出てしまうとＡＩにはひっくり返っても勝てないという状況がどこかでくるはずです。医療を考えたときに、やはり治すとか診断を正しくするということが目的だとすると、ＡＩにはかなわない。

そのときにわれわれ医者の仕事が何になるかとなると、ＡＩのファクトチェックをするだけ、サインをするだけの、クオリティチェックの人間となってくるという世界も想像ができるんです。

幡野　それは早ければ一〇年後とかですよね。きっとね。

大塚　そうですね。

◆ＡＩにより患者の未来は明るい

幡野　でも、それは患者にとってマイナスではないですよね、変な情報にいかないという点で。ただ、それでもやはり人対人っていうところを求める人は多いと思いますけどね。

僕なんかは未来を考えたときに、患者と患者のＡＩ、医者と医者のＡＩ、そういう組み合わせがいいのかなとちょっと思っています。今までの医者と患者と家族みたいな関係から抜けて、ＡＩのほうがきっといい結果にはなる気はする。もうＡＩ同士が会話するぐらいになればいいなと。患者のＡＩと医者のＡＩがやりとりをするぐらいの、お互いの弁護士的になればいいのかなと思いました。そこはだから共感力が高いし、できるんじゃないかなとは思っています。

ＡＩがまだ間違っていることもあるとは思うんですけれど、でもへんてこりんなうそ情報、医療情報にいくよりははるかにいいですよね。いまだに「がんになりました」「イベルメクチン飲んだほうがいいですよ」とか言っている人、たまにいますからね。どうしようもないじゃないですか。「がんになりました」「ワクチン打ったからじゃないですか」とか言う人もいますしね。

デマは駆逐されると思います。その代わり、お医者さんも平均以下のお医者さんは駆逐される気がするんだけれども、結果としては患者側からすれば、よい世界なのかなと思います。ただ、お医者さんとしては寂しいですよね。

大塚　そうですね。ＡＩは本当にできることがたくさん増えてきていて、医者の仕事の大部分を担えそうだなというのは実感としてあるんです。ここでちょっと種明かしをすると、今回の架空症例も実はＡＩに一部つくってもらっています。たぶん気付かれないと思いますが、患者さんの詳細な流れはキーワードだけ入力して、ＡＩにこんな症例という形でつくってもらっています。

幡野　そうなんですか。この後半部分ということですよね。

大塚　ええ。メラノーマ（悪性黒色腫）という病気などをキーワード的には伝えていますが、より現実に起きうる複雑な状況を設定してくださいということをＡＩに入力して、この架空症例をつくったんですよ。

幡野　ＡＩって、言ってみればインターネット上の情報をまとめたものじゃないですか。だから国によって違うんですって、ChatGPTの出す結果って。ということは、それだけ日本でこういうケースが多い、ありきたりな話ということですよね。

大塚　はい。なので、一般的に困っている事例がたぶん詰まったんだと思います。

幡野　本当に。

◆やはり自分の治療は自分が決めるべきか

大塚　それでは治療方針をどう決めていくかという点に戻りたいと思います。今って本人が決めたり、家族が代わりに決めてしまったり、医者が決めたり、いろいろなケースがあると思いますが、現時点で幡野さんが考える一番いい治療方針の決め方って何だと思いますか。

幡野　それはやはり患者さんじゃないですか。**患者が決めないと、命の責任を持つのは患者自身ですよね。患者が家族に委ねたり、医者に委ねるのはあまりにも無責任、不誠実すぎるなと僕は思います。気持ちはわかりますけど、やはりやってはいけないと思います。家族が患者の治療方針を決めるのも、かなりおこがましいことかなと思います。**よほど幼児とか子どもなら別ですけど。僕は正直、将来的にはＡＩが決めればいいと思っています。

大塚　そうですよね。今の技術の発展からすると、ＡＩが一番みんなが納得する答えを出せそうな気はします。

幡野　そうですね。責任もちょっと押しつけられるし。でも、現状はやはり患者じゃないですか。ただ、**先生にお任せしますと言われちゃったら、お任せされちゃってもいいんじゃないかなとちょっと思ったりするんです**。

大塚　医者から患者にですか？　患者が医者にということですか？

幡野　患者から医者に治療をお任せしますと言われたら、それはもうレストランとかに行って、今日のおすすめでお願いしますと同じかと思います。

僕も撮影の仕事をすると、「どんな感じで撮りましょうか」と言うと、「幡野さんにお任せします」ということが多いんです。お任せされちゃうというのも一つの手かなとは思う。ただ、それは上位三〇％ぐらいの優秀な専門の方にですよね。だから大学病院とかだったら「お任せします」「はい、任せてください」とかいけそうな気がします。お任せされちゃうのはだめなんですか。

大塚　われわれ医者は立場上慣れているので、お任せされても自分が専門としている分野だったら、その患者さんによさそうな治療を選ぶことはできます。

だからいいとは思うのですが、難しいのはいわゆる「カリフォルニアの娘」と言われるような、ずっと家族と患者さんと話をしてきたときに、突然登場する遠い親戚とかですね。それにより、いろいろなことがひっくり返ってしまうようなケースも経験するので、本心としては患者さんが決めればいい、やはり家族とのトラブルは避けたいと思う医者は多いと思いますね。

◆治療には健康なときの生き方が反映される

幡野　僕は、最終的にはやはり患者自身の責任だと思っています。そのカリフォルニアの娘に関しても。日本だと東京の息子とか、そういう人が多いなという気がしますけどね。

そういう人って、がん患者になって急に性格って変わらないと僕は思っています。**治療ってもともとの性格が色濃く反映するなと思っています**。性格が悪くなる人とかもいるけど、それは健康なときから性格が悪い人だし、がん患者になって性格がいい人もいっぱいいますけど、もともと性格がいい人なんです。がん患者になって自分の治療を委ねちゃう人って、もともとずっと委ねていた人ですよね。健康なとき、子どものときから自分で選択をしてこなくて、責任をとってこなかった人たちなんです。

ちょっと悪く言うと、最終的なツケが、がん患者とか死に際に出ちゃうんだと思っています。正直そういう人生をずっと将棋の駒のように布石をしていったので、仕方がないんですよ。最後の最後でそんなの嫌だは、確かに嫌かもしれないけれども、もう本当に仕方ないと思います。それは誰も責任を取れなくて、やはり患者が自分で責任を取っていくしかない。ただ、それで苦しんでいるような人はかなり大変だという気はしますけどね。

大塚　これまでの自分の思考の癖や、周りの人間関係が積み重なって構築されているところで、病気というイベントがあったとして、全部新しく変えられるかというと、人間関係は変わるかもしれませんが、考え方をコロッと変えるというのはなかなか難しいのかなと思います。

幡野　かなり難しいですよね。僕はいろいろな患者さんと会って、みんな一言目に言うのが、「旅行に行きたい」なんですよ。そういう気持ちはすごくわかります。僕もすごく旅行するから。「じゃあ、旅行行けばいいじゃないですか。どこ行きたいんですか」と言うと、この国に行きたいとかここに行きたいとか言う。「行けばいいじゃないですか、明日にでも」っていうぐらいなんですけど、行かないんですよ、みんな。

なぜなら健康なときから旅行に行っていないから。**健康なときの行動が、がんになって反映されてしまっているだけの気がします。**健康なときからやっている人って普通にやっちゃいますもん。だから人はそんなに変わらないで、色濃くなるだけだなということをすごく感じます。
だから、「先生、お任せします」とか、不安に駆られてインターネットで検索しちゃってどんどんはまっていっちゃうとか、カリフォルニアの娘みたいな人にいいようにされてしまうとかっていう人たちは、もともとずっとそういう人たちだった。これは、もう病気になってから出会ったお医者さんが変えられるものでもないのかなとは思います。

◆看護師の当たり外れは大きい

大塚　確かに診察室や入院中でも医者と何時間も話し込むとか、一日一緒に過ごすとかっていうことはあり得ないことです。せいぜい外来で長くても三〇分とか、時間をかけて説明しても一時間です。それが一回あると、しばらくはまた数分のお付き合いとかになりますよね。

幡野　僕も主治医はずっと同じ教授の先生ですけど、累計で会話した時間ってたぶん一〇時間もないと思います。看護師さんとかのほうが医者と話すよりは圧倒的に累計会話時間は長いですよね。
だからコミュニケーションの取り方も、僕は実はお医者さんとがんばるというよりも、意外と看護師さんとかとコミュニケーションをとったほうが正直ＱＯＬは上がるなという印象があります。

大塚　**看護婦さんとコミュニケーションをとると、ＱＯＬが上がる**というのは、具体的に何か思い当たるところがありますか。

幡野　お医者さんって当たり外れありますよね。看護師さんも同じなんですよ。当たり外れ、当然あるんですよね。ただ医者の当たり外れの幅よりも、看護師の当たり外れの幅って三倍ぐらい広い。外れたときに大外れ、当たったときに大当たりなんです。

そもそも基本的に医者は頭がよくて、生活水準も高いからいい人が多い。看護師さんってピンキリですから。看護師の外れを避けるという発想ですね。

大塚　これ本に書いて大丈夫？（笑）

幡野　僕は別に(笑)。ＱＯＬが最大限に低下するのは、外れの看護師に当たったときですよ。僕はおととい札幌で、石垣靖子さんというホスピスをされている八〇歳ぐらいの看護師さん、マザーテレサみたいな人の取材に行ったんです。前日にＺｏｏｍで講演会をやったら九〇〇人ぐらい看護師が集まるみたいな、すごく有名な人です。

その人の話を聞いていても思ったんですが、看護師は当たりはすごい、だけど外れもやはりすごい。本当に死にたくなる（笑)。

僕は今まで三人ぐらいすごい人が当たっています、だめなほうに。それを防ぐのはコミュニケーションで気づく、もしくは排除するしかない。

大塚　その人に近づかないというのはちょっと難しいですが、担当がその人にならないようにということですか。

幡野　以前、盲腸の手術をしたときにそういう看護師さんに当たったんです。盲腸なので三、四日入院したら我慢できると思って耐え忍んだんですが、血液内科で長い治療に関わっている人でそういう人が前にいました。

僕の前で、主治医とその看護師さんがけんかして、医者が結局圧勝した。医者は僕の肩を持ってくれていたので、逆に僕は恨みを買ってしまい、その看護師から結構いじめられちゃったことがあった。

だから、その人に当たったときは、その人以外の看護師さんにその人のことを褒めまくったんです。「あの看護師さん、すごく優秀な人でいい人なんですよね」みたいに褒めまくった。褒めまくると、いい噂ってすぐは伝わるし、褒めていたよってなるとその人の評判が上がりますよね。そうすると、いじめにくくなるという処世術を使って乗り越えました。

だから、外れたときは結構大変ですよ。お医者さんが外れたときは別に病院を変えればいい。看護師が外れたときって、患者的には大変です。

◆名医は探すな、育てよ

大塚　今回の架空症例のお医者さんは少なくともいい人という設定ですが、実際は医者選び、病院選び、看護師さん選びというところも含めて治療ってトータルで考えないといけないということですよね。最初からいい病院、いい先生に巡り会えばいいですが、これってやはりなかなか難しいんじゃないかなと思うんです。

医者、主治医に対する不満ってインターネットを見たらたくさん出てきます。もちろん、いい先生に出会えてよかったって言っている人たちもいますが、自分に合う先生を見つけるって結構難しいなと思います。

最近はインターネットでＳＮＳを含めて、一部の医療従事者が情報発信するようになっています。その人たちが優秀かどうかは別として、少なくともコミュニケーションに長けている、しゃべりやすい先生、コミュニケーション力でいったら上位に入るような先生たちが可視化されているじゃないですか。

幡野　なるほど。そうですね。

大塚　そういうのを見たうえで自分の主治医を選んでいくというのは、患者さんにとってハードルが高いことになるんじゃないかと思うんです。

幡野　それはハードル高いですね。あまりよくないですよね。でも僕は、そこも患者さんの問題なんじゃないかなとすごく思います。病院に行きました、治してもらいます、名医を探すみたいな、あまりにもお客様思考になりすぎている。

治療の内容によりますけど、がんとか長期で治療をするようなものだったら、結局、人間関係の構築ですからね。名医を探すって気持ちはすごくわかるんですけど、基本的に医者の外れって数としては少ないはずなんです。みんな資格を持って、医局みたいなものがあって、カンファレンスみたいなこともしているわけですから、そんなに外れるということはない。

だから**関係性をつくって、名医になってもらうという発想のほうが絶対にいい**と思うんですよね。だって**名医って、結局コミュニケーション**じゃないですか。コミュニケーションというか、お互いの積み重ね。友達と一緒ですよね。友達が親友になったり、恋人になったり、夫婦になったり、信頼関係の積み重ねですよね。

婚活がうまくいかないのもそこじゃないですか。積み重ねの部分がなくて、いきなり完成品を求めると、それはうまくいかない。婚活も成功率一割以下なんですって。結婚相談所に入って結婚したい人が集まって一割以下なんです。

それは、名医を探すのにちょっと似ているなと思いますね。期待外れみたいになっちゃって、次の病院とかお医者さんに行って、前の先生の悪口を言っちゃう。だから患者の問題な気がするんです。

◆コミュニケーションの第一歩は患者から

お医者さんや看護師たちもみんなコミュニケーションでがんばってくれますが、**コミュニケーションの最初の一手は患者**ですよ。患者が拒絶したり、地雷を埋設したりしていれば、それ以上踏み込めるわけがない。患者がここ安全ですよとしないと、安心して踏み込めないですよね。

それこそ医療者はたくさんそういう問題点を考えて勉強もしているけど、なかなかうまくいかないのは、それは本当に患者の問題だと思う。

大塚　患者さんがどうしたらいいかは、患者にならないとみんな考えないですもんね。

幡野　患者にならないと、考えないですね。でも僕のことだけで言えば、患者になってから考えて、こうしたほうがいいんだって、わりとすぐわかりましたけどね。

大塚　それは、これまでの幡野さんの生活とか思考の積み重ねの延長線上に、自分が患者になったときというのがあったからということですよね。

幡野　処世術で乗り切ってきたので、たぶんそれが反映したのかなという気はします。

大塚　この症例に関して言うと、だから患者さんが「任せます」ということで頼ってくれ

88002-900 JCOPY

ているんだったら、それに応えて一緒に話し合っていけばということですよね。それでコミュニケーションを重ねていって、患者さんにとって自分がそのうち名医になるのを期待する。

幡野　確かに、この症例はいいお医者さんが前提ですもんね。

大塚　そうなんです。

◆AI普及の先に求められるもの

幡野　本当にいいお医者さんだったら「お任せします」でいいと思います。でも、いいお医者さんかどうかっていうのはそもそもわからない。それはもう医者ガチャとか、生まれた地域ガチャ。だって近所の病院に行くじゃないですか。でも、最終的に生まれた地域ガチャだと思っていますよ。僕が東京に生まれてよかったなと思うところは、そこですもん。どうしても地域差があって、これはもう避けられない。

大塚　そういう意味でいうと、AIというのは都会も田舎も関係なく使える技術として、一定の医療水準がある。

幡野　かなりいいけれども、AIを使いこなせる年齢層がたぶん五〇歳代以下、四〇歳代、三〇歳代とかですよね。これからの人はいいけど、いま六〇歳代から八〇歳代の人は当然厳しいわけで、患者格差がかなり出るんじゃないかと思います。

ChatGPTどころか、インターネットすら怪しいですよね。そういう人たちが一〇年後くらいに亡くなりますというときに、すごく差が出るんだろうなと思います。今の五〇歳ぐらいの人は意外と対応できるのかなという気はしますけどね。そういう世代差、地域差は本当にあると思う。

だから、カリフォルニアの娘がうまくＡＩがこう言っているよと言ってくれればいいですけどね。意外とそっちにも行きそうな気がします。

大塚　われわれ医者側からの一つ、新しいコミュニケーションエラーの形として「先生が言っていることと、ＡＩが言っていることが違います」ということが起こりうるなと思っているんです。

幡野　あるでしょうね。

大塚　ええ。これはインターネットが普及したときも起きたことで、患者さんの中にはインターネットで読める教科書とかガイドラインとかを読んでいらっしゃる方もいて、「先生と言っていることが違って、インターネットではこう言っていましたけど」と言う方が出て、一部の医者は困ったんです。

幡野　それは困りますね。

大塚　ＡＩに関しても今医療に特化したＡＩが開発されつつあるので、自分の症状を入力すると診断が出たり、治療法がわかったりするものも英語ソフトではすでにあります。そういうのを考えると、医療の間違いが減って確実なものになるのと同時に、医者とのコミュニケーションエラーもまた生まれる要素なのかなと思います。

幡野　出るでしょうね。結局、**その先にあるのが医者のコミュニケーション力と患者のコミュニケーション力ですよね。ＡＩは、言ってみれば平等に与えられるものですから、医療は公平になったわけですよね。その先に本当の格差って出ますよ。だって環境が全く同じなわけですから。**

その先にコミュニケーション力みたいな能力の差が確実に生まれるわけで、それを有している人はＱＯＬが上がった生活ができる。

医療が均一になり、情報に関しても平等で公平になればなるほど、世の中ってどんどんそうなっていく。平等になればなるほど、個人個人の能力の差が生まれるわけであって、それを受け入れていくしかないと思いますけどね。

◆がん患者生活指導というアイデア

それから僕はよく思うのは、がんになった時点で頭が真っ白になりますよね。ちょっと気も動転する。そのまま一週間ぐらい教育入院をする。動転した状態で、治療とかじゃなくて栄養指導をするみたいに、がん患者生活指導をする。まずインターネットで調べるとこうなります、友達に言うとこんなのを勧められてしまいます、遠くの親戚が来たらこうなりますよとか。そういう情報をつかんだら、ああ、なるほどなってなりますよね。

糖尿病の患者さんとかやっていますよね、教育入院って。**がん患者も教育入院をまずすればいい**と思っています。それで結構救われる、少なくとも間違ったものをつかむ率が減ると思うんです。

大塚　確かに、知識のワクチンと言うのかもしれませんが、そういう形でいろいろな方が陥る回り道とかをあらかじめ教えてあげて、あなたはそれに対して知っておいて対応してくださいと言うだけで、余計なお金を使ったり、時間を費やすことは減る可能性は高いですよね。

幡野　宝くじとか高額当選者の方に、みずほ銀行が冊子を配ります。高額当選すると、こうなりますよみたいな冊子です。あれと同じことをしたほうがいいと思うんですよ。極端なことを言うけど、がん患者さんなんてカモがネギ背負ったような状態ですからね。本当にむしり取られる。取られてばっかりで、本当にかわいそうだなと思う。最初に教育入院はかなりいいなと思っているんですよ。

大塚　そうですね。一通りこんなことが身の回りで起きますということを知っておけば、余計な苦労はしないで済みますもんね。

幡野　そこにプラスＡＩ、ちょっと人間味のあるお医者さんと看護師さんがいて、正直、本当にうまくチームを固めて駒を進めていけば、かなりよくなるんじゃないかなと思いますけどね。

◆医師はプラスαの何かを持てるか

大塚　僕は、この先医者の数は減っていくんじゃないかなと思っています。幡野さんの言うように、平均以下の医者は正直ＡＩが肩代わりしてしまうでしょう。一部の優秀な医者がいれば、医療は回るようなシステムが構築できるんじゃないかなとも思っています。ＡＩが出した診断とか治療に対してクオリティチェックができるというのは最低限必要と思うのですが、医者にもそれ以外の何かがあるかないかみたいなところが必要になってくるかなと思うんです。

将棋を見ていると、エンターテインメントとして成り立っているのは強いか弱いかだけではないというところがはっきりしていますよね。こんな手を打つんだ、間違えるんだという人間味、人間性というのがエンターテインメントになっている。医者の場合はエンターテインメント性はいらないのですが。
そうなってくると、**やはりその人に会いたいと思うかどうかだ**と思います。その先生に会えば自分にとって病気でつらい気持ちを忘れられるとか、安心できるとか。医者であることプラスαの何かを持っている医者じゃないと、これからは続けられないのかなと思っています。

幡野　ＡＩって文章だけとか医療の世界だけじゃなくて、写真の世界にもかなり入ってきていて、ＡＩで写真が生成できるんです。ＡＩ写真集ももう出ていて、クオリティの高いのが結構作れています。やはり下位の人は確かに淘汰されますが、上位の人は間違いなく残るんです。
ＡＩが生成する写真と本当にうまい上位の人の差って、結局荒さだったりするんですよ。荒さがむしろなくなってしまう、きれいに写真を撮ろうと思っているやつは軽く淘汰されちゃうんですけど、やはり将棋のエンターテインメントや、医者のこの人に会いたいっていう気持ちと一緒で、写真家も結局この人にお願いしたいなんですよね。
なぜ人がＡＩではなくて自分を頼ってくれるかというところは、結局、だから「いい人」っていうことですよね。

大塚　そうなんですよね。

幡野　昔は、すごく技術があれば嫌なやつでも行くということがありました。ブラック・

ジャックみたいな（笑）。患者とかたまにぶっ飛ばしちゃったりするけど、すごく天才だからみんな行く。たぶん、今はそうじゃないですよね。ＡＩがそれをこなしていくから。でも、僕は正直早くＡＩがどんどん普及してほしいなと思います。

◆患者はマイナスからスタートする

編集A　幡野先生にお尋ねします。先ほどのお話では確定診断を受けた時点で、例えばがん患者になったらこういう生活になるよみたいな教育をとご提案されていました。一方で、ご自分が治療に対して主体的に関わるようになったのはやはり一年から二年がたってからとおっしゃっておられました。タイミングがなぜそこだったのかというのが何かあれば教えていただきたいです。

幡野　自分が主体性に治療に関われるまでに、**そもそもスタートってマイナスからのスタート**じゃないですか。だって、がん患者になりました、医者は初対面です。ゼロからのスタートではなくて、マイナス要素が結構大きい。そこによくわからない遠くの親戚とか親とかも出てきちゃって、まずはマイナスの排除に時間がかかるんですよ。

マイナスの排除をしてゼロになってから、ようやくプラスのポイントをつかんでいって、

QOLを上げていくという感覚です。時間がかかってしまったのは、僕も知らなかったからですよ。知っていれば一瞬で排除できていますから、教育入院的なものがあれば解消するんじゃないかなと思っています。

無駄に苦しむ人が多いんです。マイナスが排除できない人は、どんどんどつぼにはまっていって、かわいそうな状態になってしまうわけです。みんないい医者を見つけるみたいな、いきなりプラスを取ろうとするんだけど、まずはマイナスからのスタートですね。

編集A　医療者側からすれば、病気の受け入れ段階、ステージモデルみたいなのもあると思うのですが、最初にショックを受けている段階で知っておきたいですか。あとで考えてみたら幡野さんのご経験としては嫌なこともあるじゃないですか。家族とけんかするよとか、もう縁を切るよということもあるかもしれない。それでも最初から知っておきたいということでしょうか。

幡野　そうですね。やはり知っておいたほうがいい。想像もしていなかったことが起きますから。宝くじに当選したら、「金貸して」って言うやつが来そうなのって想像がつくじゃないですか。だけどがんになって、マイナス要素の想像なんかつかないんですよね。マイナスのことを知っておくって、結構大事だと思う。

僕はがんになってからほとんどの人と縁を切ったんです。親族も親も含めて。やはり知っていたら、もうちょっとうまくできていましたよ。ここまで縁を切らなくてもよかったんじゃないかなと思います。

◆主治医が名医になるとき

大塚篤司

今回の対談で一番印象に残ったのは、**幡野さんが治療に対して主体的に参加できるようになるまで一年以上かかった**、ということだ。

ぼくは、幡野さんが多発性骨髄腫を公表してから知り合った友人だ。偶然、インターネットで見つけた幡野さんの美しい写真とインタビューに感銘を受け、「写真を撮ってほしい」とメールを送った。なんの音沙汰もないまま一週間が過ぎた頃、幡野さんから「大塚先生のことはSNSで知っていたのでびっくりしました」という返事が届き、それから四年以上の付き合いになる。幡野さんが書いたネット記事を読み、医師として多くのことを学んできた。

幡野さんが語る病気との向き合い方は、そのほとんどが「病気になった後の人との向き合い方」であった。医者のぼくは、患者の立場から幡野さんが語る、今まで聞いたことがない話にとても興味を持った。例えば、「民間療法を勧めてくる周りの人間は患者に優しい虐待をしている」とか、「がん患者を苦しめているのは、がんで苦しんで亡くなった人の遺族」とか…。はじめて写真を撮ってもらってから、機会があれば医療について語り合うようになった。ぼくから見ると、幡野さんは病気を取り巻く人間関係を冷静に分析できる人、だ。だからこそ、「治療はだれが決めるのか？」というテーマで彼に話を聞いてみたかった。そして、治療に対して主体的に参加できるようになるまで一年以上かかったという言葉に驚いた。

では、治療は誰が決めるのか？

幡野さんの答えは、**治療は患者自身が決める**、だった。それは、家族ではなく患者本人が決めるという答えだ。ぼくも、治療は患者自身が最終決定するのがベストだと思っている。ただ、ぼくの場合、「**治療は、家族でも医者でもなく患者本人が最終決定すること**」だと思っている。もちろん、医療の知識がない一般の方が病気になった場合、医者のサポートなく治療を決めることはできない。だから、医者と患者の間に存在する知識の格差は認めたうえで、患者さんの好みや性格を把握して、その患者さんに合う治療を選んでもらいたい。そう思っている。患者さんは、がんの告知のあと、しばらく混乱する。そこも理解しているつもりだった。ゆえに、はじめから細部を話さない。総論と各論は別々の機会に説明する。なぜなら、情報過多は余計な混乱をもたらすだけだからだ。さらに、病気や治療について、何回も同じ話をする。そうやって、患者さん少しずつ冷静になるのを待って、患者さん自身に治療を決めてもらおうと思っていた。

Shared decision making（ＳＤＭ）という考え方では、治療は医者と患者が一緒に決めていくものとしている。医者が情報を提供し、患者の価値観にあった選択肢をともに選ぶ。とても理想的な提案にみえる。ただ、**ＳＤＭには「患者さんの気持ちがついてこられない」時期が考慮されていない**。すべての患者が、がんの告知直後から冷静に自分事として受け止め、合理的に判断できるものとして提案されている。

そこで、最初の話に戻るわけだが、幡野さんのように、病気をとりまく世界が冷静に見えている人でも、治療に主体的に参加できるようになったのは、告知後一年以上経ってから、だ。**果たして告知後すぐに、医者と患者で真のＳＤＭはできるのだろうか？** 気持ちがついてこられない状態で、どの治療選択肢がベストか冷静に選ぶことはできるのだろうか？ ＳＤＭに対して多くの疑問が頭に浮かぶ。

ＳＤＭという概念は、生命予後に関わる重い告知に対しても、動揺することなく冷静に受け止め、治療に積極的に参加できる患者を対象にしていないだろうか。そして、そんな理想的で強い人間など存在するのだろうか。幡野さんの対談を終えて、改めてSDMを見直してみると、都合の良いモデル（患者）を勝手に作り出し当てはめた理論のように映ってしまう。どうして、「理想的な振る舞いをする患者」をイメージしたままコミュニケーションを取ろうとするのだろう。もっと人間はぐちゃぐちゃして、AIとは違い、凹凸のある生き物なのに。

もちろんSDMという考え方は必要だ。治療選択肢が増えたアトピー性皮膚炎や乾癬のような、慢性疾患ではSDMを用いたほうがよいだろう。ただ、がんなどの命に関わる疾患の場合、多くの患者さんはSDMを実践できる心理状態ではない。「しっかりしよう」と踏ん張る患者さんにSDMを実践したとしても、それは実質的に医者が治療を決めている。患者さんが気持ちの整理がつかない期間、治療を決めているのは患者さんではなく医者なのだ。

患者さんが、時間をかけて冷静になっていく中で、診察室で「自分も治療法に関して意見を言ってもいいんだ」と思えることが重要なんだと思う。医師は、患者さんがそう思えるような環境を作り、患者さんとSDMを行えるときが来るのを待つべきなのだ。

幡野さんは対談の中で、**名医は見つけるものではなく育てるもの**、と言っていた。時間とともに、医師と患者は治療について、同じ方向を向いて話し合うことができる。そんな理想的な場面が診察室で生まれたとき、患者さんは自分の主治医を名医と感じるのではないだろうか。

文献1：PMID:37115527

第七章　冒険のまとめ

① 患者さんが病気の告知を受けた後、自分の状況を冷静に受け入れ、治療選択に積極的に参加できるまでには時間が必要である。

② 治療は、医師のサポートの下、患者自身が決めるのがよい。ただし、これは患者が冷静に自分の状況を理解し、治療選択に参加できる状態になったときに限られる。

③ ＳＤＭは理想的な提案にみえるが、患者が告知直後から冷静に自分事として受け止め、合理的に判断できるとは限らない。患者が冷静になり、自分の治療について意見を言える状態になったとき、主治医が名医に成長するのではないだろうか。

冒険を終えて

はじめての対談から八ヵ月が経過し、出張先のホテルの部屋でぼくは今、あとがきを書いている。この本では、対談を冒険として捉え、エビデンスという視点では解決できない問題に、専門家とともに挑戦していく過程を皆さんに紹介させていただいた。一つ一つの対談が充実した冒険であったため、はじめての対談は随分昔のような気がする。どの症例も、診察室で解決できなかった壁であったし、答えが出せない断崖絶壁のような問題であった。改めて原稿を読み返してみて、冒険を始める前の不安と期待が入り混じった気持ちを思い出す。

松本俊彦先生との対談では、髪の毛を抜くことがやめられない患者さんについて相談した。抜毛症という病気を皮膚科医としてどう治療できるのか、松本先生に聞きたいと思っていたが、結果、自分が救われることとなった。対談の項でも書いたが、ぼくは二十歳頃より前髪を抜く癖がある。医者を志し、医学部受験という大きなストレスで、いつの間にか前髪を抜くようになった。そのため、抜毛症という病気に対して、親近感とともに苦々しい思いがあった。また、自分自身のことも治せていないのに患者さんの治療ができるのか、という葛藤もあった。髪の毛を抜いてしまう癖を、自分の勲章のように捉える。新しい視点を松本先生から与えられ、ほんの少し生きやすくなった気がする。そうだよね、目の横に刻まれたシワも、お腹周りについてきた贅肉も、頭に白く光る数本の髪の毛も、ぜんぶぼくが頑張って生きてきた勲章なんだよね。

尾久守侑先生には、皮膚の中に虫が住み着いていると訴える患者さんについて悩みをぶつけてみた。対談の前は、どうやったら早く精神科の先生に患者さんを紹介できるのか、そのことばかり考えていたような気がする。「虫がいる」「いや、虫はいない」と押し問答を繰り返す診察室は、医者にとっても患者さんにとっても地獄のような空間だ。気持ちがすれ違ったまま、医者と患者が手を組むことはとてもむずかしい。思い返せば、あんな居心地の悪い場所を作り出してしまったぼくは医者失格だった。前髪を引っこ抜いてまで医者をめざした受験生の自分が見たら怒るに違いない。そういう医者になりたくて医学部をめざしたわけではない、と。診察に苦労しても、お互いが別々のほうを向いている空間を作り出してはいけない。患者さんの解釈をまずは受け入れる。その中でできることを考える。簡単な作業ではないが、尾久先生が指し示してくれたルートは、また次に同じ壁が目の前に現れたときに役立つ道標となるはずだ。

磯野真穂さんとの対談は、尾久先生との対談の延長線上にあるものかもしれない。尾久先生が提案した「患者さんの解釈をまずは受け入れる」ことから、さらに発展した「患者さんの価値観を受け止める」ことを磯野さんの対談から学ぶことができた。こうやって書いて言葉にするととても軽いものだ。すらすらっと「患者さんの価値観を受け止める」と表明することができる。でも実際の診察室では、ほんとうにむずかしいことが多い。右の道を選べば待っているのは滝壺だ、という状況で、患者さんがその道を選んだ価値観を受け入れることができるのだろうか。ジョン・スチュアート・ミルは彼の著書『自由論』の中で愚行権について解説している。愚行権とは、他人から「愚かで間違った行為だ」と評価されるかもしれないが、個人が自由にそれを行う権利のことを指す。民間療法を選ぶ患者を、愚かで間違った行動と断定することは乱暴である。しかし、明らかに効果がない民間療法を選ぶのは、詐欺被害者になることをみすみす容認していることと一緒ではないだろうか。愚行権（患者さんが民間療法を選ぶ行為を愚行権と言ってしまうことに抵抗はあるが）に関しては、社会やコミュニティが、個人が愚かな選択をしないように教育や啓発活動を行うことが重要であると言われている。まずはその価値観を受け入れる。そのうえで、「右の道に行けば取り返しのつかないことになる。ぼくを信じてほしい」と伝えるしかない。その気持ちが届くような信頼関係を構築したい。

患者さんとの信頼関係を築くというのは、長く険しい道のりだ。横尾英孝先生との対談では、治療の継続が難しい患者さんをどうサポートしていくかを話し合った。昔から言われ続けているが、横尾先生との対談を通して「医療行為は患者さんとの伴走である」ということを改めて感じた。伴走というのは、スタートからゴールまで一緒に走ることであって、ゴールでただ待っていることではない。例えば、書道の見本を大きく掲げて、「さぁ、同じように書きなさい」と生徒に声をかけるのは伴走とは言わない。生徒が半紙に書いた文字一枚ずつに筆を入れ、上手に書けるように指導していくのが伴走だろう。病気を受け入れ、向き合い、積極的に治療を行うことが、はじめからできる患者さんは少ない。誰だって自分の病気は受け入れたくないし、つらい治療をするには覚悟がいる。なにも副作用がきつい点滴をすることだけがつらい治療ではない。毎日薬を飲むことだって、定期的に病院に通うことだって、自分で好き好んで行う人なんていないはずだ。できない人が、その人のペースでできるようになるまで伴走することがコーチングなんだと思う。誰もその人の病気の代わりをしてあげることはできない。親でさえ子どもの病気を代わることはできない。だからせめて、スタートからゴールまでは一人で走ることがないよう、隣で声をかけながら一緒に走る人が必要なんだと思う。

行動経済学とは二〇一八年に出会い、二〇一九年から大竹文雄先生の医療行動経済学研究会に参加させてもらっている。「ナッジ」という考え方はとても新鮮で強烈で、そして魅力的なものだった。ナッジの代表作とも言われる、男性用トイレに貼られている標的やハエのシールのように、人々はちょっとした仕掛けで社会的に望ましい行動をとるようになる。そんな仕掛けを医療にも応用したい。多くの医療従事者が考えることだと思う。ナッジを使って患者さんの治療へのモチベーションが向上すれば、それは医者と患者の両方にとってwin-winなことだ。小さな選択の積み重ねが人生に大きく影響するように、病気を治療するうえでも小さな選択が将来的な予後を決めることとなる。ほんの少し背中を押してあげることで、患者さんが望ましい道をまっすぐ進んでくれるなら、医者としてこれほど嬉しいことはない。

患者さんと個人の一対一の関係ではなく、チームとして患者さんの治療意欲を向上させることができないかと、相談を持ちかけた相手が竹内規彦先生であった。会社という組織は常に結果が求められる。医療チームが患者さんを治療してく場面は、会社が業績をあげていくことと重なる部分も多い。チーム全員が同じ方向を向いていなければ、順調に前には進まない。そのために、理想的な枠組みを作ること、古い型を新しく作り直すことは、組織を発展させるうえで重要なことだ。目の前の患者さんの気持ちや価値観を大事にした後に、それを守るシステムをぼくら医療従事者は作り上げなければならない。

多くの対談を終えて、ぼくは上手な餅を描けるようになった。いざ、絵に描いた餅を食べようとして、幡野広志さんから「それは食べられない」と教わった気がする。ぼくら医者が描いてきた理想の治療は、患者さんが冷静で合理的に判断できるものとして設計されたモデルに過ぎないのではないか、と考えるようになった。治療は誰が決めるのか、ぼくの答えも幡野さんの答えも一緒で、患者さんが決めるものと答えた。ただ、今あらためてわかった現実は、病気により混乱した患者さんは自分で決めようと頑張るが実質は医者が決めている、ということだ。極端なことを言えば、がんなどの重い病気の告知後は、病気を受け入れることができないヤケクソな状態にだって人間はなりうる。「すべてがどうでもいい」状態でのその人の判断に委ねてもよいとは思わない。しかし、そのときの判断は絶対に間違っていると言い切れるのだろうか。いままで過ごしてきた価値観が本物で、病気になってから生まれた価値観は偽物なんだろうか。病気を受け入れることができたら、病気になる前と同じ価値観に戻るのだろうか。どこを基準に考えれば、患者さんが自分らしく治療していると胸を張ることができるのだろう。普段のぼくらの価値観は、少しずつ変わりゆく日常の中で緩やかに変化していく。病気が発覚したことで急激に訪れる生活の変化は、判断力に大きな影響を与える。治療をするうえで、混乱の中でも最良の選択肢を選びたい。そして、病気を受け入れることができたら新しい価値観に則って、冷静にまた最良の選択肢を選びたい。ぼくら医者がつくった理想のモデルは、慌ただしく変化する患者さんの心境のほんの一場面で役立つものに過ぎないのだ。

さて、冒険を終えてまた新しい課題がみつかった。乗り越えなければいけない問題は、まだ山ほどある。きっとまたすぐに新しい冒険をはじめることになるだろう。医者を続けていく限り、病気をめぐる冒険に終わりはない。

最後に本書を作成するにあたって、企画の段階からぼくの伴走をしてくれた新興医学出版社の林峰子さんと宮澤咲さんに深謝したい。そしてここまで読んでくださったみなさまにもお礼を言いたい。素敵な冒険を共にしてくれてありがとうございました。

二〇二三年九月

大塚篤司

【略歴】

大塚　篤司（おおつか　あつし）

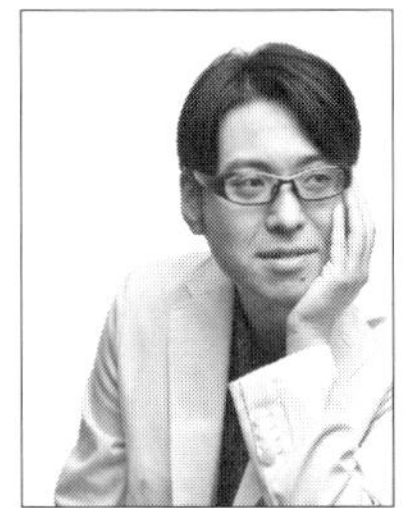

1976 年生まれ。千葉県出身。

近畿大学医学部皮膚科学教室主任教授。

2003 年信州大学医学部卒業、2010 年京都大学大学院修了、2012 年チューリッヒ大学病院客員研究員、2017 年京都大学医学部外胚葉性疾患創薬医学講座（皮膚科兼任）特定准教授を経て、2021 年より現職。

専門は皮膚がん、アトピー性皮膚炎、乾癬など。間違った医療で悪化する患者を多く経験し、医師と患者を正しい情報で橋渡しする発信に精力を注ぐ。

日本経済新聞、AERA dot、BuzzFeed Japan Medical などに寄稿するほか、著書に『心にしみる皮膚の話』（朝日新聞出版）、『最新医学で一番正しいアトピーの治し方』（ダイヤモンド社）、『本当に良い医者と病院の見抜き方、教えます。』（大和出版）、『教えて！マジカルドクター 病気のこと、お医者さんのこと』（丸善出版）、『まるごとアトピー』（医学書院）、『白い巨塔が真っ黒だった件』（幻冬舎）などがある。B'z と対談したかった。

第 1 版発行　2023 年 11 月 20 日

皮膚科医の病気をめぐる冒険

医療を超えたクロストークで辿り着いた新しい自分

著者　大　塚　篤　司

発行者　林　峰　子

発行所　株式会社 新興医学出版社

〒113-0033　東京都文京区本郷6丁目26番8号

電話　03(3816)2853　FAX　03(3816)2895

検印省略

（定価はカバーに表示してあります）

印刷　三美印刷株式会社　ISBN978-4-88002-900-9　郵便振替　00120-8-191625